U0246984

健康中国

产业发展机遇与挑战

李琛 ◎ 编著

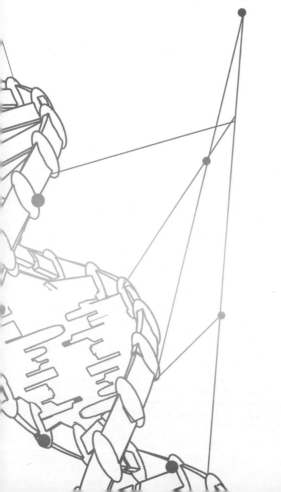

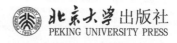

北京大学出版社
PEKING UNIVERSITY PRESS

内 容 提 要

本书以《"健康中国2030"规划纲要》为指引，聚焦行业投资、健康管理、互联网医院、影像诊断、医疗信息化、CRO等细分领域，以30家医疗领域头部企业为案例，以企业首席执行官或首席运营官为亲历者的战略视角，讲述大健康产业发展机遇与挑战。

本书主要分为四章。第一章：医疗服务效能显著提升（机构、诊疗方向）；第二章：医药技术突破创新成果（医药、医械方向）；第三章：产业链全面赋能发展（投资、产业链方向）；第四章：健康应用融合科技升级（大健康服务方向）。

本书适合医疗健康领域从业者，以及想要了解医疗健康领域相关知识的读者阅读。

图书在版编目（CIP）数据

健康中国：产业发展机遇与挑战 / 李琛编著. —北京：北京大学出版社，2020.11

ISBN 978-7-301-31674-0

Ⅰ.①健… Ⅱ.①李… Ⅲ.①医疗保健事业－产业发展－研究－中国 Ⅳ.①R199.2

中国版本图书馆CIP数据核字（2020）第182350号

书　　　名	健康中国：产业发展机遇与挑战
	JIANKANG ZHONGGUO: CHANYE FAZHAN JIYU YU TIAOZHAN
著作责任者	李　琛　编著
责 任 编 辑	张云静
标 准 书 号	ISBN 978-7-301-31674-0
出 版 发 行	北京大学出版社
地　　　址	北京市海淀区成府路205号　100871
网　　　址	http://www.pup.cn　新浪微博:@北京大学出版社
电 子 信 箱	pup7@pup.cn
电　　　话	邮购部 010-62752015　发行部 010-62750672
	编辑部 010-62570390
印 刷 者	三河市博文印刷有限公司
经 销 者	新华书店
	880毫米×1230毫米　32开本　9.5印张　220千字
	2020年11月第1版　2020年11月第1次印刷
印　　　数	1-3000册
定　　　价	68.00元

谨以此书致敬所有抗击新冠肺炎疫情的英雄们！

序1

2020 年年初，一场蔓延全球的新冠肺炎疫情，让人们对生命安全有了更深刻的体会，对医疗健康有了更全面的理解。疫情只是大众对健康产业关注度提升的外部因素，其根本原因在于我国大健康产业恰恰处在蓬勃发展、迅速变革的时期。随着科学技术的重大创新、交叉学科的深度融合，新的健康产业时代已呼啸而至。

十九大报告已将"健康中国"提升到国家战略的高度。"健康中国"不仅是民族昌盛和国家富强的重要标志，更是所有健康领域的研发者、教育者、实践者主动做出的对国家和民族的庄严承诺。如何在医疗健康产业创新发展中起到引领作用，如何促进尖端技术向临床应用快速转化，如何把握创新产品与服务带来的市场机遇，从而早日实现"健康中国"的国家战略，不仅是大家需要共同面对的重大课题，也是这个伟大时代赋予我们的庄严使命。

清华大学五道口金融学院于 2012 年由中国人民银行与清华大学合作，在中国人民银行研究生部的基础上建设而成。学院以"培养金融领袖，引领金融实践，贡献民族复兴，促进世界和谐"为使命，锐意打造国内领先、国际一流的金融高等教育平台和金融学术、政策研究平台。

2018 年，清华大学五道口金融学院与清华大学医学院携手打造了"健康中国 - 产业领袖"高级培训项目，将五道口金融学院深厚的金融专业积累、卓越的资源配置能力与清华大学医学院高精尖的学术科研资源相结合，拟为健康产业领域乃至全社会培养多领域、跨学科、国际化的创新型产业人才，为实现"健康中国"战略贡献一份力量。

本书从行业多年实践者的角度出发，全面、系统地呈现了近年来我国医疗健康产业各细分领域的新变化、新趋势、新挑战，由"健康中国 - 产业领袖"首期班学员代表编著。该书的出版对加强我国健康产业研究、促进健康管理服务实践、引领新型健康产业与健康服务新业态的发展具有重要意义。

希望"健康中国 - 产业领袖"项目全体成员，恪守清华"自强不息、厚德载物"的校训，不忘初心、不断进取、守正创新，在实现自己的追求与梦想的同时，成为中国大健康产业未来的实践者和领军者，为"健康中国"建设和人民健康福祉作出持续贡献。

清华大学五道口金融学院党委书记 顾良飞

序2

今天的北京蓝天白云，秋高气爽，重回工作岗位和校园的人们尽情呼吸着秋天的味道。清华园里，老师和同学们又可以坐在一起上课、讨论了。我们习以为常的东西原来那么宝贵，那么让人感动！

回首过去的几个月，我们的国家经历了一场突如其来的新冠肺炎疫情，每个社区、每个家庭、每个人都经历了一次前所未有的考验。党和国家坚实有力的社会动员，一线医护和防疫人员的英勇无畏，生命医药科学家不舍昼夜的刻苦攻关，普通人挺身而出、默默奉献的人性光辉，汇成了一股中国人的力量，把我们带到了今天，带到了这里——一个重新热闹起来的清华园，一个生机勃勃的中国！

回头来看，我们的"健康中国－产业领袖"项目，真是一个非常有远见的安排，感谢董晨和廖理两位院长带领团队，迈出创新融合的一步。最为重要的是，我们在这个项目中设计的学习和交流内容，几乎在抗击疫情的一线都得到了检验和体现。习近平总书记还在疫情期间专程来到清华大学医学院，考察了程京院士团队的核酸检测新技术和张林琦教授团队的抗体和疫苗研究，深刻指出"最终战胜疫情，关键要靠科技"。清华科技经受了一线抗疫的考验，相信也会在"健康中国"的伟大事业中行稳致远。

清华大学五道口金融学院和清华大学医学院合力打造的"健康中国－产业领袖"项目，汇聚了一群非常有活力和有情怀的企业家、科学家、医生、投资人。读到本书的文字，一方面看到了"健康中国"事业宽广深厚的发展天地，新型医疗健康服务机构、创新医药前沿技术、热潮涌动的健康医药投资，从基因领域到行业新生态跃然纸上；另一方面感受到了学员们创新求索的企业家精神。每篇文章背后其实都是一个创业的故事，这其中有挑战，有憧憬，更多的是拥有通过创新力量打造新业态、创造新价值的向上精神。朱镕基总理当年曾对清华大学经管学院的同学们说，如果你们每一个人都搞好一个企业，中国经济就大有希望了。同样的道理，如果我们这个项目的每一位学员都能把自己的健康医药创新、创业和投资做好，那"健康中国"就大有希望了。

我和大家一样，都是健康医药创新生态中的一分子，我和团队正在努力攻克脑健康领域的技术难题。每次当我走进合作医院，接触到真实世界的病人和家属，内心都会受到深深触动。正如大家在这次疫情中所感受到的那样，生命原来是那么宝贵而脆弱，我们拼尽全力救治的都是一个个鲜活的生命，失去便不再有。这个朴素的道理和真切的感悟，其实就是我们健康医药从业者的良心所在。也许有时候我们会因为坚守这份良心而受挫，但健康产业的成功体现在更长的时间轴上，这里没有所谓的"快钱"，只有拯救生命、造福苍生的"快意"。

让我们秉承初心，开拓前行，"健康中国"和"快意人生"就在前方！

清华大学医学院党委书记　洪波

前言

　　2016 年 8 月，全国卫生与健康大会在北京圆满召开，习近平总书记明确指示"将健康融入所有政策，人民共建共享"，强调"没有全民健康，就没有全面小康。要把人民健康放在优先发展的战略地位"。同年 10 月，中共中央、国务院印发《"健康中国 2030"规划纲要》，提出普及健康生活、优化健康服务、完善健康保障、建设健康环境、发展健康产业五方面的战略任务。党的十九大做出了实施健康中国战略的重大决策部署，充分体现了国家对维护人民健康的坚定决心。2019 年 7 月，国务院成立健康中国行动推进委员会，负责统筹推进《健康中国行动（2019—2030 年）》的实施。

　　将健康中国建设上升至国家战略地位是国家治理理念与国家发展目标的升华，有助于促使关注健康、促进健康成为国家、社会、家庭及个人的共同责任与行动。如今我国医疗技术和医疗质量持续提升，人民健康水平显著提高，主要健康指标优于中高收入国家平均水平。在这个医疗健康产业发展蓬勃的时代，感受着国家温暖的关切，切身实践着强有力的政策，实乃吾辈之福。

　　作为民生经济新的增长点，我国健康服务业总规模在 2020 年有望超过 8 万亿元人民币，2030 年将达到 16 万亿元人民币。为落实

《"健康中国 2030"规划纲要》战略目标，打通科研、技术、临床应用等多维度产业发展路径，由清华大学五道口金融学院和清华大学医学院携手打造的"健康中国－产业领袖"项目于 2018 年 12 月正式启动。该平台汇集了全世界怀有同样愿景的科学家、企业家、医生、慈善机构、非营利组织等，构建了一个集知识、技能、人才和资源于一体的网络。在这个中国健康教育领域极具影响力的平台上，用我们的智慧和创新实践产业发展，共同为"健康中国"笃志前行，实乃吾辈之幸。

2020 年注定不平凡。随着新型冠状病毒的暴发和蔓延，医务工作者义无反顾地扛起了保护人民生命的责任。为支援抗击疫情和奋战在医务工作一线的白衣战士，"健康中国－产业领袖"首期成员携手北京微爱公益基金会共同发起成立了"白衣战士守护基金"，聚焦医务工作者，专项用于开展对医务人员的救助工作，为他们及其家人提供保障和支持，同时向勇敢付出的医务工作者致敬。凭担当守护白衣战士的医者仁心，以责任投身祖国的医疗健康事业，用行动支持健康中国的宏伟蓝图，实乃吾辈之愿。

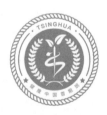

"健康中国－产业领袖"首期全体成员

目录

第 1 章　医疗服务效能显著提升

1.1　海南博鳌乐城，国际医疗旅游先行区的战略布局　// 2

1.2　医学影像，天生具备互联网与 AI 的基因　// 10

1.3　民营医院，市场化医疗的修炼之路　// 20

1.4　五千年中医瑰宝，在传承中创新发展　// 28

1.5　互联网医院，科技抗疫的新亮点　// 39

1.6　"单病种多学科 + 日间手术中心"的新型诊所模式　// 48

1.7　从传统 HIS 到以用户体验为核心的智慧医院系统　// 57

第 2 章　医药技术突破创新成果

2.1　疫苗，全球疫情的最终解决方案　// 72

2.2　乙肝用药：从仿制到创新，从抑制到治愈　// 81

2.3　基因检测，开启精准医疗新纪元　// 91

2.4　中医药临床疗效显著，抗击疫情勇担当　// 100

2.5　医疗器械在变革中发展，流通领域加速整合　// 108

2.6　IVD 行业趋势：国产化、集中化快速发展　// 119

2.7　POCT，体外诊断行业中的生力军　// 129

第3章 产业链全面赋能发展

3.1 中国——最具潜力的医疗健康投融资市场 // 140

3.2 抗击新冠肺炎，医疗行业基因在进化 // 148

3.3 AI 融合创新，加速医疗领域价值成长 // 159

3.4 创新技术是医疗器械投资的关键 // 167

3.5 用资本为中国创新药提速 // 175

3.6 建设中药材现代流通体系，加速完善产业链升级 // 185

3.7 临床前 CRO：决胜在一站式服务质量 // 193

3.8 吹尽狂沙始到金：CRO 的发展之路 // 203

3.9 3C 平台，打造医疗器械外包服务完整闭环 // 213

第4章 健康应用融合科技升级

4.1 干细胞，生命科技的无限可能 // 224

4.2 用科技健康做好生命全周期的健康管理 // 235

4.3 医药电商：从药品流通到智慧医药新生态 // 243

4.4 相互保险，解决带病投保的互助共济 // 251

4.5 全民众筹，区块链驱动下的透明公益 // 259

4.6 提升科研效能、平衡科技资源的创新共享平台 // 267

4.7 合作共赢，海峡两岸医疗健康产业共谋新发展 // 277

参考文献 // 286

后记·致谢 // 291

第 **1** 章
医疗服务效能显著提升

海南博鳌乐城，国际医疗旅游先行区的战略布局

医学影像，天生具备互联网与 AI 的基因

民营医院，市场化医疗的修炼之路

五千年中医瑰宝，在传承中创新发展

互联网医院，科技抗疫的新亮点

"单病种多学科 + 日间手术中心"的新型诊所模式

从传统 HIS 到以用户体验为核心的智慧医院系统

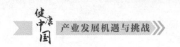

—1.1—

海南博鳌乐城，国际医疗旅游先行区的战略布局

> 国家设立博鳌乐城国际医疗旅游先行区，把握"一带一路"时代机遇，发挥"国九条"政策优势，引入全球顶尖医疗技术和产品，做好企业国际战略部署和全面转型升级，与先行区一起发展出乐城速度。
>
> —— 慈铭体检党委书记、慈铭博鳌国际医院董事长 胡波

消费升级，医疗旅游市场规模将突破万亿元

随着全球化的快速发展，大众越来越关注自身健康，跨境医疗对于人们来说也越来越便捷。为了寻找更前沿的治疗方案，享受更优质的医疗服务，很多人逐渐将目光瞄准境外。据统计，2018年，全球跨境医疗人次已经超过1200万，跨境医疗旅游年均增幅为15%~25%。普华永道预测，至2021年，全球医疗旅游市场规模将达到1250亿美元。

近年来，我国旅游行业和医疗行业融合发展，国内医疗旅游行业正在迅猛发展，2019年行业市场规模已突破1400亿元，预计到2025年可以突破3800亿元。目前我国国内医疗旅游行业90%以客源输出的出境消费为主，外来客较少。2016年仅通过携程报名境外体检等医疗旅游的人数就是上一年的5倍，在50万次左右，人均订单费用超过5万元，是出境旅游人均花费的10倍左右，我国民众逐渐成为世界顶级医疗机构中的常客。

现阶段，欧美地区仍是高端跨境医疗的主要目的地，其以科技含量高为主要优势，服务形式以诊疗为主。亚洲地区则以特色化、

高性价比的医疗美容、辅助生殖等项目吸引全球客户。具体的热门国家主要包括美国、日本、韩国、德国、泰国等，各国都在打造自己的特色和优势项目。例如，日本体检使用的精密仪器和跪式服务，韩国医疗美容的"明星"同款，美国的新药、重症治疗方案等，都极具特色与吸引力。

纵观跨境医疗旅游产品，其主要由重症治疗、境外体检、医疗美容、辅助生殖、儿科诊疗等项目组成。若按消费需求的不同来划分，可将其客群大致分为健康人群和重症人群。境外医疗产品中重症治疗占比高达 40.8%，从具体病种来看，境外就医患者中近 2/3 属于肿瘤类疾病，其次是神经系统疾病、心脏系统疾病、消化系统疾病和骨科疾病，如图 1-1-1 所示。健康人群的消费需求除高端体检外，境外疫苗接种需求突增。携程报告显示，2017 年出境游新玩法中排第一位的是内地人去中国香港注射 HPV 疫苗，仅此一年就超过 5 万人。

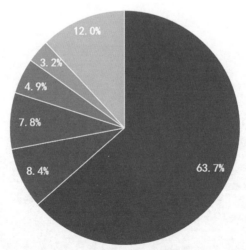

　肿瘤　　神经系统疾病　　心脏系统疾病　　消化系统疾病　　骨科疾病　　其他

图 1-1-1　境外就医重疾病种占比

供给侧改革，设立国际医疗旅游先行区

全国每年有超过 80 万人出国看病。出国看病是一个看似简单实际非常烦琐的过程，从前期的咨询到医院的选择，从前期检查再到后期的治疗，每个环节都有很多隐患，如病历档案医学翻译的专业性、医生交流和护工服务的适应性、归国后病情追踪和持续用药问题、长途飞行的身体状态问题等。出国看病不但费用高，且上述问题难以解决。

2013 年 2 月，经国务院批准，我国正式设立海南博鳌乐城国际医疗旅游先行区（以下简称"先行区"），这是我国第一个以国际医疗旅游服务、低碳生态社区和国际组织聚集为主要内容的国家级开发园区，区域效果如图 1-1-2 所示。该园区用地约 297 万平方米，其中医疗功能建设面积约 186 万平方米，研发功能建设面积约 65 万平方米，特色康养功能建设面积约 34 万平方米，休闲疗养功能建筑面积约 12 万平方米。先行区实现医疗类总建筑规模 407 万平方米。

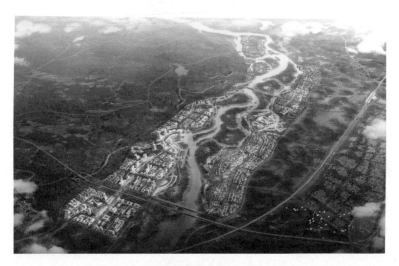

图 1-1-2　海南博鳌乐城国际医疗旅游先行区

先行区旨在打造临床治疗定位特色明显、技术先进的临床医学中心，国际著名医疗机构在中国的展示窗口和后续治疗中心，罕见病临床医学中心，以及具有国际标准的健康体检中心。专业康复定位为中医特色医疗康复中心。医学研发定位为国家级新设医疗机构集聚地、尖端医学技术研发和转化基地。综合配套定位为国际医学交流中心、产城联动与休闲疗养综合区。

2013 年 2 月，国务院发布《国务院关于同意设立海南博鳌乐城国际医疗旅游先行区的批复》，业内称之为"国九条"。其相关政策归纳如下。

（一）加快先行区医疗器械和药品进口注册审批。

（二）按照医疗技术临床应用管理办法和医疗技术临床研究有关规定实施医疗技术准入。先行区可根据自身的技术能力，申报开展干细胞临床研究等前沿医疗技术研究项目。

（三）卫生部门在审批先行区非公立医疗机构及其开设的诊疗科目时，对其执业范围内需配备且符合配置标准要求的大型医用设备可一并审批。

（四）境外医师在先行区内执业时间试行放宽至三年。鼓励先行区在中医预防保健机构和人员准入、服务规范，以及服务项目准入、收费等方面先行试点。

（五）允许境外资本在先行区内举办医疗机构。逐步取消合资或合作医疗机构的境外资本股权比例限制，逐步放开境外资本在先行区设立独资医疗机构。

（六）对于今后先行区确需进口的、关税税率较高的部分医疗器械和药品，财政部要会同有关部门统筹研究适当降低进口关税。

（七）根据先行区开发建设实际，适当增加海南省新增建设用地计划指标。

（八）支持并指导先行区引入生态、医疗、新能源等相关国际组织，承办国际会议。

（九）鼓励先行区利用多种融资渠道，吸引社会投资。支持境内保险资金等长期资金在依法合规的前提下，按市场原则投资养老实体和医疗机构。

"国九条"政策下，园区开始试点发展特许医疗、健康管理、照护康复、医美抗衰等国际医疗旅游相关产业，推动聚集国际、国内高端医疗旅游服务和国际前沿医药科技成果的发展，创建国际化医疗技术服务产业聚集区。

"国九条"升级，先行区迎来新机遇

2019 年 8 月，由海南省人民政府直接管理的海南博鳌乐城国际医疗旅游先行区管理局（以下简称"先行区管理局"）正式设立。顾刚任先行区管理局首任局长，中华人民共和国国家卫生健康委员会（以下简称国家卫健委）网络处处长刘哲峰挂职先行区管理局副局长。先行区管理局通过统筹规划，整体推进国际医疗旅游、高端医疗服务、大健康产业高标准和高质量发展，打造海南自由贸易试验区和中国特色自由贸易港建设的重要先行区和制度创新高地。

2019 年 9 月，中华人民共和国国家发展和改革委员会（以下简称国家发改委）、国家卫健委、国家中医药管理局、国家药品监督管理局四部委联合发布了《关于支持建设博鳌乐城国际医疗旅游先行区的实施方案》（以下简称《实施方案》），先行区迎来了加速发展的新机遇。

此次颁布的《实施方案》被视为"国九条"政策的全面升级。"国九条"中规定对国外药品可因临床急需进口少量药品，但是国外药品要正式进入国内市场，还要走临床试验和申请注册的程序。而《实施方案》不但规定可以在先行区使用国外药品，还允许将特许新药带离园区。另外允许开展真实世界临床数据应用研究，先行区在试用这些药和器械的过程中积累的应用数据等同于临床试验数据，作为其申请在中国注册的依据。

值得注意的是，乐城先行区被定位为中国内地唯一真实世界数据应用的先行区。海南省委副书记、省长沈晓明曾表示，"真实世界数据的临床应用"是个全新的专业词汇，后面隐藏了巨大的商业机会和历史意义。第一，能够极大地缩短全球创新药物进入中国市场的时间；第二，可以极大地降低全球创新药品、医疗器械的经济成本和时间成本，使国际企业更有积极性，将全球最新的药物、最好的器械带到中国；第三，可以使更多的中国病患用上全球先进的药物和医疗器械进行治疗；第四，能够进一步巩固先行区作为全球最新医疗技术进入中国的门户地位。

至此，先行区进入全面发展的快车道。计划到 2025 年，先行区在建设特色技术先进临床医学中心、尖端医学技术研发转化基地等方面会取得突破性进展，实现医疗技术、装备药品与国际先进水平"三同步"。到 2030 年，医疗服务及科研水平将达到国内领先、国际先进水平，充分形成产业集聚和品牌效应，将先行区建设成为世界一流的国际医疗旅游目的地和医疗科技创新平台。

慈铭博鳌医院，率先战略布局先行区

2017 年 11 月，慈铭博鳌国际医院在乐城先行区正式试营业。医院占地面积约 6.7 万平方米，建筑面积 7 万平方米，总投资 10 亿元，总床位数 500 张，实景如图 1-1-3 所示。作为首批获准入驻先行区的项目方之一，慈铭集团按照国际 JCI（国际医疗卫生机构认证联合委员会）管理标准打造集医、养、教、研于一体的国际化三级综合医院，旨在为国内外高端医疗旅游及商务人群提供国际品质的医疗康养服务。

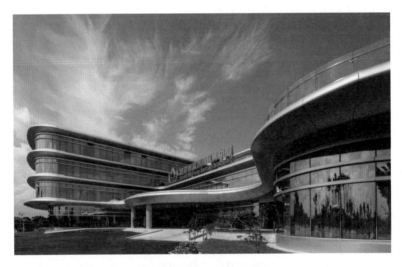

图 1-1-3　慈铭博鳌国际医院

慈铭博鳌国际医院是中国健康体检"慈铭模式"20 年医疗健康沉淀的升级力作，是韩博士医疗服务平台全生命周期健康产业链和生态链的重要组成部分。在先行区授权开展欧盟及 FDA（美国食品药品监督管理局）已批准但未在我国国内上市的肿瘤药、疫苗、干细胞临床运用等前沿技术研究项目。同时，慈铭博鳌国际医院获批一二三代辅助生殖牌照，携手中美优秀的专家团队，成立了"一带一路"生育力保存研究院，让国人不出家门即可享受到国际化的辅助生殖服务。

此外，韩博士医疗集团还打造了"大数据＋人工智能"驱动的互联网医疗平台——记健康，借鉴欧洲、美国等国家和地区的诊所模式，引进国际医疗技术，如美国纽约曼哈顿格莱宝美孕（GFG）转会诊及试管婴儿中心、旧金山医疗创新中心两大国际医疗平台，构建新型韩博士诊所，实现了单一体检模式到全生命周期健康医疗管理产业链和生态链的转型升级。

多个全国首例，先行区全速开启新篇章

截至 2020 年上半年，先行区已有 16 个项目开工建设，其中博鳌乐城超级医院、博鳌恒大国际医院、博鳌一龄生命养护中心等 9 家医疗机构已开业运营，先行区已引进院士专家团队 51 个，在国际医疗新药品、新设备、新技术方面创造了 100 例全国首例。

先行区通过特许进口 MED-EL 公司的人工耳蜗、人工耳蜗 N7 体外机、AB HiRes Ultra 3D 耳蜗等，已完成 60 余例人工耳蜗植入手术和 70 余例声音处理器（体外机）更换升级，帮助百余名听力障碍患者重获新"声"。

2019 年 9 月，先行区顺利完成我国内地首例"VenaSeal 静脉曲张腔内闭合手术"。该技术于 2015 年经美国 FDA 批准临床使用。区别于传统开放剥脱手术治疗和热消融等治疗手段，该手术通过微创方式，利用创新的特殊医用黏合剂（医用万能胶）实现静脉曲张患者下肢严重病变部位的精准闭合，手术时间短、创伤小，实现了"当日手术、当日出院"。该手术既提升了患者的手术体验度和舒适度，又降低了总体医疗成本，为超过一亿名静脉曲张患者带来福音。

2019 年 10 月，先行区创造的全国第 16 个首例手术——我国内

地首例植入式心脏收缩力调节器（OPTIMIZER Smart）植入手术在博鳌超级医院完成。植入式心脏收缩力调节器是全球先进的心力衰竭治疗设备，2019 年 3 月刚刚通过美国 FDA 批准上市，可以有效改善患者的心衰症状，降低心源性猝死风险。

在先行区管理局的高效推进下，先行区已初步实现医疗技术、设备、药品与国际先进水平"三同步"，在肿瘤防治、辅助生殖、医美抗衰、干细胞研究等领域初步形成产业集聚态势，在深化改革开放中开启了海南自贸港建设的新篇章。

1.2

医学影像，天生具备互联网与AI的基因

> 应用计算机与互联网云技术，通过线上线下的生态布局，提升传统医疗影像诊断的质量与效率，将"孤岛"服务变为共享服务，将稀缺资源变为共享资源，这是我们过去 10 年唯一专注的事业。
>
> —— 翼展医疗集团 CEO 倪梦

"望而知之谓之神，闻而知之谓之圣，问而知之谓之工，切脉而知之谓之巧。"东汉时期的医书《难经》，最早记载了望、闻、问、切四法，并将"望"位列首位，代表那一时代最先进的诊疗方法。跨越 18 个世纪，从内窥镜、X 射线到超声技术，医者观察患者体内状况的方式在不断迭代更新。在 70% 的临床诊断运用医学影像的今天，随着技术的渗透及政策的创新鼓励，以第三方医学影像中心、

互联网医学影像平台、区域影像医联体、人工智能辅助医学为代表的新生力量陆续登上了行业的舞台。如图 1-2-1 所示，行业已逐渐培育并形成了初具规模的产业生态。

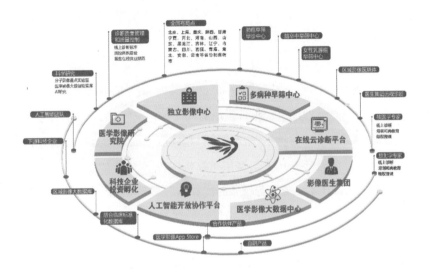

图 1-2-1　代表企业翼展的业务生态图

供需缺口巨大，促进传统模式升级

2018 年，国内医疗机构总收入达 4.4 万亿元，按检查费占比 10%，医学影像占比 1/3~1/2 测算，影像存量市场规模为 1500 亿 ~2200 亿元。国家卫健委发布的《2018 年我国卫生健康事业发展统计公报》中的数据显示，全国医疗卫生机构总诊疗人次达 83.1 亿，居民平均就诊 6.0 次，高于美国人均就诊次数。但影像检查转化率却仅为 20%，相比美国 50% 的转化率，有巨大的提升空间。而我国老龄化趋势日益加剧，到 2021 年，中国 60 岁以上人群将突破 2.55 亿，现有的医疗服务能力将面临巨大压力。供给端呈现的趋势同样堪忧，中国医学影像数据的年增长率约为 30%，而影像医生数量的增长率仅为 4.1%——医学影像的供需增长率存在近 1:10 的巨大差距。

除此之外，医疗资源配置不均也是普遍存在的问题，在医学影像行业，这点尤其突出。当前，大型三甲医院影像科已处于超负荷运转状态。各地三级医院的医学影像需求与供给也已基本饱和。根据宁波大学医学院附属医院的统计，该院影像科医生平均每天需要完成 80~100 份 CT，或 60~80 份磁共振，或 120~150 个超声部位的影像诊断。即使每份报告只用七八分钟，也需要 10 个小时才能完成这些工作。而各医院基层影像科整体服务能力与之相比尚存巨大差距。尽管近年来国家对基层医疗机构投入了巨大的建设资金，DR（数字成像技术）等影像设备的配置已下沉到基层医疗卫生机构，但我国有 70% 的基层医疗机构仅有影像技师，没有具备诊断能力的影像医生，这是短时间内难以改变的状况。

为改善这一问题，2015 年 3 月，国务院办公厅正式印发《全国医疗卫生服务体系规划纲要（2015—2020 年）》，明确提出建立区域医学影像中心，推动建立"基层医疗卫生机构检查、医院诊断"的服务模式，提高基层医学影像服务能力。第三方机构的进入、互联网与 AI 的应用，顺势成为解决医疗资源稀缺、实现域数据资源互联互通、促进医疗资源合理配置的新热点。

公立医院是医学影像产业链核心

医学影像产业链包括医学影像设备及耗材、影像信息化系统、医疗机构、第三方影像中心、远程影像服务、AI 医学影像辅助、影像医生及医生集团、支付方等环节。医疗行业最终的服务对象都是患者，医疗机构把持着患者流量，处于中心地位，其中公立医院的流量优势最为明显，是绝对的核心。我国医疗的主要支付方是医保，而实现医保覆盖的主要是公立医院和基层医疗卫生机构，因此，支付方的加持进一步强化了公立医院在产业链中的核心地位。

上游医学影像设备及耗材供应商的基本格局已定，由"GPS"（GE、Philips、Siemens）领衔。通过影像市场数据可以发现，中国80%的CT的市场、90%的超声波仪器市场、90%的磁共振设备市场均被国外品牌占据，其中"GPS"占了70%左右。近几年，我国从"中国制造2025"到每年的"深化医药卫生体制改革重点工作任务"，持续强调"医疗行业优先使用国产设备"，医学影像设备国产化存在一定发展空间，而当下在产业链上，创新空间更多地集中在中游的影像诊断环节，如第三方影像中心、远程影像服务、AI医学影像辅助等。

第三方独立医学影像中心诞生

2016年，当时的国家卫生和计划生育委员会（以下简称卫计委）[1] 出台了《医学影像诊断中心基本标准（试行）》与《医学影像诊断中心管理规范（试行）》等一系列相关政策。2017年，当时的国家卫计委正式发文，增加检验、影像、康复、护理、血透、消毒、体检等10类独立设置的医疗机构。至此，第三方独立医学影像中心作为一种新的模式登上了医学影像服务舞台，并驶入了发展的快车道。

在美国，第三方独立医学影像中心这种形式已经发展了超过30年的时间。根据Frost & Sullivan披露的数据，2009—2015年，美国医学影像诊断市场从46.6亿美元扩张到了87.1亿美元，几近翻倍。其中

---

[1] 2018年3月，根据第十三届全国人民代表大会第一次会议批准的国务院机构改革方案，将国家卫生和计划生育委员会的职责整合，组建中华人民共和国国家卫生健康委员会，不再保留国家卫生和计划生育委员会。

60% 的市场贡献来自医疗机构，其余 40% 来自第三方独立影像中心。

2008 年以前，美国第三方影像企业以及所属独立影像中心的数量不断攀升，此后虽然中心数量仍然稳步增加，但企业数量却在不断减少。可见，随着行业集中度的提升，第三方独立影像中心的规模化壁垒已逐渐形成，连锁化成为发展趋势。2015 年美国前 20 家连锁第三方独立影像机构的影像中心数量合计为 935 家，占全部第三方独立影像中心的近 40%。

而在我国，第三方独立医学影像中心起步较晚，随着市场需求和政策的推动，从 2016 年下半年开始，大量资本涌入独立医学影像中心建设，大量产业公司开始跨界入局。根据 Hsmap（火石创造）的不完全统计，截至 2018 年年中，我国在建或建成的独立医学影像中心有 71 个，经各级主管部门批准建设的独立影像中心有 20 余个。同时，该领域也存在较高的准入门槛。由于相关政策的强制要求，中心建设之初面临大量硬件设备及人员投入需求，总投资从 1000 万元到 3 亿元不等。图 1-2-2 所示为翼展医学影像诊断中心的实景。

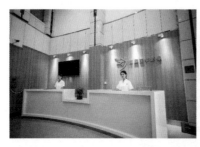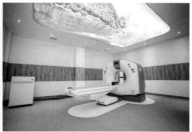

图 1-2-2　翼展医学影像诊断中心

模式方面，因国内患者流量基本在公立医院，医学影像市场目前仍由大型医疗机构主导。短期内第三方独立医学影像中心获取患者源主要有两种思路：一种是做高端体检、二次诊断等，满足高端医疗需求，由患者自付或者商保支付；另一种是与医院合作，承接三甲医院溢出的患者流量，为三甲医院提供影像诊断服务，商业模式与第三方检验类似，由医院付费。其中第二种方式符合与医学影像产业链的核心——与公立医院深度绑定发展的思路，更容易实现规模化增长。

医学影像与互联网天生契合

新入局者的出现为推动行业互联网转型带来了充足动力，而极度依赖线下的医疗服务行为，能否真正与互联网实现"互联"呢？医学影像是综合多学科成果在医疗上的应用，近百年来众多物理学家因其在成像方面的成就而被授予诺贝尔生理学或医学奖。由此，基于物理、工程、机械、计算机技术而诞生的医学影像，注定具备高度的标准化和延展性，完全具备与互联网结合的基础。

另外，医学影像诊断无须接触患者，可以脱离物理空间限制。基层医疗机构的设备采集信息，通过网络传输将诊断业务汇集于一处，通过大数据和人工智能辅助诊断提升准确率，并通过网络分发给相应专家进行诊断或线上会诊。这一过程已不再是构想，早在2013 年，我国首个互联网医学影像诊断平台"翼展云影"正式问世，当年就已通过互联网为全国万余位患者提供了诊断服务。时至今日，其每天服务患者的数量已相当于大型三甲医院日门诊量的 30 倍。

翼展云影医学影像诊断平台最大的优势在于其背后的生态体系：提供不限量的医学影像云存储，并建有全国最大的互联网影像医生集团作为诊断支撑。同时，该平台具备强拓展性，支持不同类型的PACS（影像归档和通信系统）对接，基于 HTML 5 网页开发，通过浏览器即可登录应用，大幅降低了使用限制。对于当今社会关心的用户隐私问题，该平台也提供了技术保障，影像数据全程通过 SSL

通道加密技术传输，图像信息去身份识别上传云端，进行多重备份管理。图 1-2-3 所示为上述基于区块链技术的"互联网＋医学影像"云赋能平台功能示意。

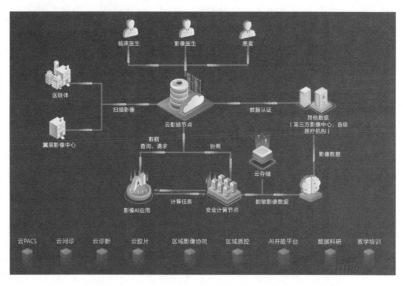

图 1-2-3 "互联网＋医学影像"云赋能平台

AI 是医学影像的强大助力

医疗差错是医疗领域患者发病和死亡的主要原因之一，同时也大大增加了医疗成本。在美国，每年发生的医疗差错有 44 000~400 000 例，其甚至被认为是第三大死亡原因。每年不必要的医疗支出损失估计为 170 亿~290 亿美元。医学影像医生每年需判读数百万份的检查，因此也会产生大量的诊断错误。在针对放射科医生医疗事故的诉讼中，大约有 75% 的诉讼与诊断差错有关。1959 年，放射科医生首次意识到诊断错误发生率高，显示胸片为阳性诊断结果的错误率为 32%。如果纳入阴性报告共同分析，平均每日错误率为 3%~4%。随后的研究表明，尽管经过了半个多世纪的干预，放射诊断错误率仍居高不下。

AI 的介入则会大幅提升医学影像诊断的准确度。从阅片方式来讲，AI 先进行初步筛查，提示并标记可疑区域，最终由医生进行确认，这样便大幅减少了医生遗漏或出错的概率，并明显缩短了阅片时间。在精准性上，目前的 AI 技术可以实现对图像中每个像素点进行研判。与此同时，医疗诊断摆脱了人类知识遗忘、主观意识影响、难以传承等问题。

AI 医学影像未来的发展方向，是 AI 与医师开展充分合作，而非彻底将其取代。2016 年哈佛大学就开发出一套深度神经网络，其能够以高达 92.5% 的准确率区分癌细胞与正常组织细胞，而对照组的病理学家则以 96.6% 的准确率击败了计算机。但如果将深度神经网络预测结果与病理学家的诊断意见相结合，得出的准确率则提升到了惊人的 99.5%。

构建区域影像医联体

从 2016 年到 2019 年，AI 医学影像经历了从行业升温、备受追捧到回归商业化落地检验的起伏之旅。行业参与者在竞争与共同推动市场发展的氛围中，完成了初步的技术验证、产品打磨和市场教育，但还需面对最大的拦路虎 —— 商业化落地。

目前行业内体现出两种落地方式，一种是作为医疗器械销售给医院，另一种是以医疗服务分成的方式收费。其中，服务费分成需要 AI 医学影像产品实现大规模普及，并且能下沉到基层医疗市场。在政府主导下，构建区域影像医联体可以实现这一落地基础。影像医联体的构建可以打破医院之间的"信息孤岛""应用孤岛"和"资源孤岛"现象，实现区域各级医疗机构的影像数据共享，充分发挥龙头医院的学科带头能力与作用，提升区域影像的诊断能力。

医联体解决方案通常以卫健委为主导，建立区域医学影像平台，打通转诊影像数据共享的通道。首先，依托医学影像大数据的采集、云存储、云计算、云共享，通过集中阅片的方式为基层社区医疗服务中心、医疗机构提供远程诊断、高级会诊等服务，实现优质医疗资源下沉；其次，建立区域影像数据信息库，实现影像数据的联合存储管理，满足转诊影像数据共享需求，减少患者重复拍片的情况，保障患者连续性就医。此外，对区域内医疗机构的医学影像工作开展质量控制与监督、人员培训、业务指导、技术管理，建立更加健全的区域医学影像质量控制和监督体系。

以 2018 年李克强总理现场考察的宁夏影像医联体为例，宁夏首家远程影像诊断中心于 2017 年 8 月在银川市第一人民医院建立。整个中心面积达 300 平方米，拥有十余台国际先进、国内一流的影像设备，科室设备及固定资产近亿元。该医联体分为三级结构，以银川市第一人民医院为中心，向上连接北京三甲医院，向下辐射宁夏回族自治区内外各级基层医院。

远程影像诊断中心的诊断流程为，首先利用互联网将各级基层医疗机构（社区、乡镇、县、市级医院、民营医院）的放射影像数据上传至云端诊断平台，然后银川市第一人民医院的影像专家根据云端的基层影像数据，远程出具诊断报告，提供高品质诊疗意见，并由影像医生集团的专家提供实时在线支持。该项服务不仅可以实现 24 小时、365 天不间断支持，整个流程在网络环境稳定的情况下，更将每个 DR（数字影像）报告的诊断时间保证在 30 分钟以内，每个 CT（电子计算机断层扫描）、MRI（核磁共振成像）报告的诊断时间在 60 分钟以内，如图 1-2-4 所示。诊断类型已包含 DR、CT、MRI，并逐渐拓展到超声和内镜。宁夏影像医联体成立一年内，已接入宁夏及内蒙古阿拉善等地医疗机构 62 家，完成诊断量 4 万余例，日均诊断量为 200~300 例，单日最高诊断量达 1400 例。

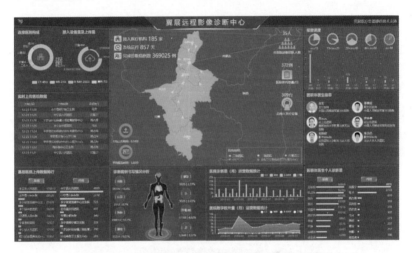

图 1-2-4　宁夏影像医联体远程诊断平台实时动态图

《财政部　医保局关于下达 2019 年医疗服务与保障能力提升补助资金预算的通知》于 2019 年 4 月正式下发，政府投入 27 亿元，探索利用"互联网 +"来提升基层诊断能力。相信以云平台、AI 为代表的互联网 + 医疗的春天已经到来。

2019 年年底，翼展云影已正式获批我国第一张互联网线上影像中心经营许可证，这标志着医学影像中心的互联网医院时代正式启幕。通过过往和未来对行业的理解及对技术的积累，结合计算机与网络应用，在医学影像行业的一个点上实现一些突破，这就是以翼展云影为代表的行业人不断坚持与努力的价值。

— 1.3 —

民营医院，市场化医疗的修炼之路

> 康救万民，乐医天下。学科建设是立院之本，救死扶伤是神圣使命。建设具有高度社会责任感的医院，共同为国民健康事业向前发展贡献力量。

> —— 青海省康乐医院副董事长 马辉萍

政策利好，民营医院迈入增速空间

为解决看病难的问题，我国在政策层面一直积极推动分级诊疗、优化就医流程，同时加大医疗资源的总供给量，着力提高医疗可及性，尤其是鼓励社会办医。社会办医已成为我国医疗卫生事业改革的关键点，而发展民营医院则是社会办医落地的重要举措。

自 2010 年开始，国家密集出台鼓励社会办医的各项政策，相继印发《国务院关于鼓励和引导民间投资健康发展的若干意见》（2010年）、《国务院关于促进健康服务业发展的若干意见》（2013年）、《关于加快发展社会办医的若干意见》（2014年）、《关于促进社会办医加快发展的若干政策措施》（2015年）等政策，鼓励社会资本投资医疗领域，促进社会力量开办民营医院。落实给予民营医院与公立医院医保定点医疗机构资格认定的同等待遇，解决民营医院在开办过程中遇到的医保报销问题。

2015 年，我国民营医院数量首次超过公立医院，2012—2017年，民营医院开办量年复合增长率达 13.7%。2018 年第一季度，民营医院数量达到了 1.91 万家，同比增长 13.87%。诊疗量上，民营医院更是保持远高于公立医院的增速增长，并且近年来的增速在持续加快，

2012—2017 年，民营医院诊疗量的年复合增长率达 14.7%。民营医院与公立医院的数量及增长率对比如图 1-3-1 所示。

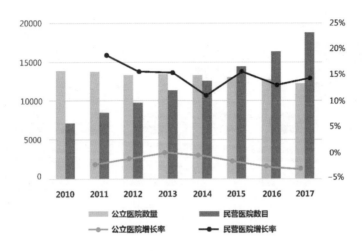

图 1-3-1　民营医院与公立医院的数量及增长率对比

如图 1-3-2 所示，政府关于社会办医的支持政策从规划层面落实到了具体操作层面，推动了我国民营医院建设由缓慢推进阶段迈入高速发展阶段。特别是 2016 年颁布的《"健康中国 2030"规划纲要》，指出优先支持社会力量举办非营利性医疗机构，推进和实现非营利性民营医院与公立医院同等待遇；鼓励医生利用业余时间多点执业，退休医生到基层医疗卫生机构执业或开设工作室；破除社会力量进入医疗领域的不合理限制和隐性壁垒。

2017 年 5 月，国务院办公厅发布了《国务院办公厅关于支持社会力量提供多层次多样化医疗服务的意见》（以下简称《意见》）。《意见》提出，到 2020 年，社会力量办医能力要明显增强，医疗技术、服务品质、品牌美誉度要显著提高，专业人才、健康保险、医药技术等支撑要进一步夯实，行业发展环境要全面优化。2018 年 11 月，

《关于优化医疗机构和医护人员准入服务的通知》中明确指出，申请医疗机构执业登记审批时限缩短，不再提交验资证明。二级及以下医疗机构设置审批与执业登记"两证合一"。

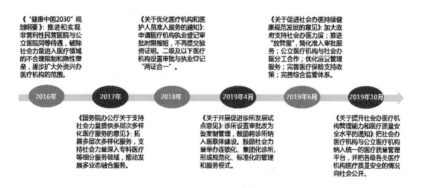

图1-3-2　近年来社会办医的主要相关政策

2019年4月,《关于开展促进诊所发展试点的意见》颁布并指出，诊所设置审批改为备案制管理，鼓励将诊所纳入医联体建设。鼓励社会力量举办连锁化、集团化诊所，形成规范化、标准化的管理和服务模式。2019年6月，国家卫健委、国家发改委、市场监管总局、国家医保局等十部委罕见联合印发《关于促进社会办医持续健康规范发展的意见》，要求加大政府支持社会办医力度，推进"放管服"，简化准入审批服务，公立医疗机构与社会办医分工合作，优化运营管理服务，完善医疗保险支持政策，完善综合监管体系。2019年10月,《关于提升社会办医疗机构管理能力和医疗质量安全水平的通知》发布，其中明确把社会办医疗机构与公立医疗机构纳入统一的医疗质量管理平台，并要求把各级各类医疗机构医疗质量安全的情况向社会公开。

行业痛点：信任、人才、患者来源

民营医院作为我国医疗卫生服务机构的重要组成部分，在推动我国医疗卫生事业向前发展的过程中起到了重要的、积极的作用。但与此同时，民营医院灵活的管理体制、自主的市场定价、过快的规模扩张速度也带来了不少问题和隐患。

2014 年 4 月，西安电子科技大学的学生魏则西被确诊为腹壁滑膜肉瘤三期。当时他用百度搜索"软组织肉瘤"，北京武警二院位列搜索结果首页的第二位。魏则西就这样进入了武警二院的私人承包科室，用所谓的 DK-CIK 先进技术（国外在临床阶段就被淘汰），前后进行了四次治疗，总计花费 20 多万元后，年仅 22 岁的癌症患者魏则西去世。而让魏则西掏空家底也没能挽回生命的"先进技术"，实际上是百度广告和"莆田系医院"联手炮制的骗局。随后，监管部门介入，魏则西遭遇的虚假诊疗、价格欺诈、科室外包等乱象，被列入严打范围。

与此同时，也有很多优质民营医院默默坚守医疗质量，却被"莆田系"这类医院牵连，导致民营医院的整体形象被抹黑，使得民营医疗机构难以获得患者的信任。

近年来，随着医疗体制改制的有序推进，社会公众对民营医疗机构的认知开始改观，但大多停留在服务态度好、就医环境好等方面，而对民营医院的医疗能力、水平等方面的认知度仍没有质的改变，这种认知的改变仍需要较长的时间和过程。

人才，特别是优秀的医生人才也是制约民营医院发展的重要因素。纵观我国医疗体系结构，不难发现公立医院的绝对主导地位。医生体制内身份的认同感强烈，医院对医生人才流动流程的干预阻碍，导致医生到民营医院的路径并不畅通。

2010年以来，北京、上海、广东、山东、江苏等多个省份发布了允许医师多点执业的细则。医师多点执业是指医师于有效注册期内在两个或两个以上医疗机构定期从事执业活动的行为，这或许是解决医生人才流动困难、民营医院医生少的有效机制。

首先，民营医院运营方和管理者应加大对先进人才的引进力度，尝试与各大科研院校建立人才合作，建立紧缺人才的招聘通道。对于优秀人才，可以通过发放安家补贴、帮助家属就业、安排子女入学等方法实现专业人才引进。其次，应当积极建立完善的培训、进修、考核、晋升等人才发展机制，切实从医院的战略目标出发，针对不同部门、不同医疗科室制定不同的绩效考核内容，引导医疗质量和合理利润有机结合。最后，应丰富奖金、跟投、股权等多种激励机制，稳定核心团队。核心专家团队负责引领医院业务发展，核心管理团队负责实施医院战略路径，合理的回报是核心团队最有效的定心丸，也是促进民营医院良性发展的决定性因素。

影响民营医院发展的另外一个枷锁是病患来源问题。长期以来，医疗资源的不均衡导致民众已经习惯向公立大型三甲医院集中，而基层或民营医院却门可罗雀。相对于公立医院，民营医疗机构发展时间短，患者信任度低，且多数为专科或二级以下综合医院，直接导致患者来源渠道单一、整体人数较少。

2015年9月，国务院办公厅发布了《国务院办公厅关于推进分级诊疗制度建设的指导意见》，旨在扭转当前不合理的医疗资源配置格局，探索合理资源配置、有效盘活存量、提高资源配置使用效率的医疗卫生服务体制架构。分级诊疗的实施可以有效理顺就医秩序，引导患者选择合适的医院就医，避免大医院治小病，中小医院没病人的医患错配。同时采取不同医保报销比例、社区首诊按需转诊等制度来引导就医秩序。针对医院医保定点的资格认定，给予民营医院与公立医院同等的地位，通过开通医保支付功能，提升民营医院的诊疗数量。

随着人们思想认识的提高，客户对广告的认知逐渐趋于理智，传统的硬性广告不再是一条性价比高的获客渠道。民营医院的拓客经营思路应转向口碑营销，在保障提升医疗质量的基础上，发展多元化服务内容，如健康管理服务、术后康复服务、住院陪护服务、免费餐饮服务、娱乐上网服务等。同时注重客户满意度的跟踪反馈，帮患者建立健康档案，让患者通过治疗产生获得感、幸福感，由患者主动向周围人推荐以实现口碑宣传。

二十年医者仁心，成就西部民营医院标杆

我国医疗资源分布不均衡，东部区域医疗资源聚集，具有明显优势，西部医疗机构数量、医务工作者数量等多个维度与东邻区域存在显著差距。其中青海省卫生健康事业发展基础尤为薄弱，发展路径艰难。从自然环境看，青海省高寒缺氧，自然条件艰苦，高原环境导致的高原红细胞增多症、高原性心血管疾病、慢性高原性疾病发病率较高，对民众健康影响明显。从疾病谱看，青海省乙肝、结核病、棘球蚴病等传染病发病率高于全国平均水平，心脑血管病、恶性肿瘤、呼吸系统疾病、传染病和寄生虫病长期占该省民众死因谱顺位前列。同时，从服务供给看，青海省卫生与健康服务资源总量不足，优质资源短缺，基础设施滞后，历史欠账较多。

在此背景下，发动社会力量——民营资本投资，拉动区域产业

提升，不失为一条有效可行之路。2001 年，青海省企业家马立义先生投资 8000 万元创办了青海省康乐医院，这是青海省首家大型民营综合性三级乙等医院，以大专科、小综合的模式，重点发展普外科、妇产科、骨科、新生儿科、泌尿外科等学科，并将现代先进医学与高原医学、民族医学、老年病医学相结合，形成了文化多元、民族多元、宗教多元的医院文化。

2018 年 1 月，在院长马辉萍的主导下，青海省康乐医院正式加入具有央企背景的远东宏信医院集团，并引入青海省知名专家张建青教授（青海省红十字医院前院长）继任院长。青海省康乐医院全力推进学科建设，提升医护水平，强化运营管理与服务，已成为当地群众便捷、放心看病治疗的优选之地。

同年 12 月，依托集团资源，青海省康乐医院引进了全省第一台骨科机器人。这台骨科机器人是膝关节置换导航系统，大大地提高了膝关节置换结果的精准性和精确性，几乎达到了国内顶尖专家的水平。同时，青海省康乐医院还建设了远程区域病理诊断中心。这个西北首家远程病理诊断平台，内设组织学、细胞学、免疫组织化学、特殊染色、分子病理、电镜等多个实验室，涉及淋巴瘤基因重排检测技术、肿瘤电镜诊断技术、免疫组化技术、皮肤病理技术等诸多领域，提高了医院的整体医疗服务水平。

从患者需求出发，青海省康乐医院积极持续开展 6S 精益管理[①]活动，优化就诊流程，提升护理服务，为住院患者提供免费早餐、

---

① "6S" 精益管理是用于工作现场管理的一套规范化管理模式。6S 指整理（SEIRI）、整顿（SEITON）、清扫（SEISOU）、清洁（SEIKETSU）、素养（SHITSUKEI）、安全（SAFETY）。其中前五项为日本发明，因其发音都是以 S 开头，故被称为 5S，后又加入英语单词安全（SAFETY），统称为 6S。

中药泡脚、洗头擦身等细致入微的贴心服务，全面提升了患者满意度和品牌美誉度。

身为民营机构，心系社会责任。2020 年年初，新型冠状病毒（以下简称新冠）肺炎疫情在武汉暴发。据中国非公立医疗机构协会的统计，截至 2020 年 3 月 6 日，民营医疗机构先后有 259 个医疗队，共计 3984 位医护人员前往湖北援助。

青海省康乐医院积极响应省卫健委要求，立即组建了驰援武汉抗击新冠肺炎疫情的医疗队，前后两批共 13 名医护人员第一时间前往疫区，开展疫情防控支援工作，图 1-3-3 所示为部分援鄂成员合影。同时，医院组织开展"抗疫情、保供血"活动，100 余名医务工作者加入了无偿献血的活动中。

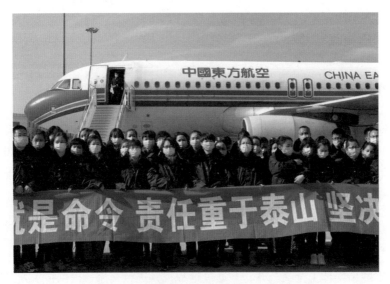

图 1-3-3　青海省康乐医院援鄂医疗队部分成员合影

民营医疗是以关爱为前提的价值医疗。纵观行业的发展不难发现，优质民营医院的发展并没有捷径，投资更需要耐心。青海省康乐医院近 20 年来坚持"尊重生命，厚德载物"的院志，竭尽全力救死扶伤，坚持初心服务患者，不忘使命回报社会，最终赢得了广大患者的信任，成为西部民营医院的标杆典范。

——— 1.4 ———

五千年中医瑰宝，在传承中创新发展

> 中医的重要性在这次抗疫中更加突出，目前中医急需突破人才缺乏的瓶颈。我们要积极结合 AI 等新技术，让中医更具科学性，通过中西医结合，让中医在传承中创新发展。
>
> —— 辽宁省开原市中医院院长 王野

中医价值，逐渐形成国际影响力

在此次新冠肺炎疫情的防治工作中，中医治疗方案成为亮点，中医药所发挥的重要作用得到了广泛认可。国务院新闻办公室 2020 年 6 月发布的《抗击新冠肺炎疫情的中国行动》白皮书中提到，"中医药参与救治确诊病例的占比达到 92%。湖北省确诊病例中医药使用率和总有效率超过 90%"。海外疫情肆虐之际，国家中医药管理局把中国最新版本的新冠肺炎中医药诊疗方案翻译成英文，在官网新媒体上全文公开，并通过远程视频进行交流，提供技术方案等，向日本、韩国、意大利、伊朗、新加坡等国家分享救治经验。疫情发生以来，中成药、中药饮片、中药配方颗粒不断走向海外。2020 年一季度，安徽省出口中药材及中成药达 2.3 亿元，出口量同比增长 15.7%。

这并不是中医第一次登上世界舞台。2015 年 10 月,屠呦呦获诺贝尔生理学或医学奖,是中国医学界迄今为止获得的最高奖项。作为中国中医科学院首席科学家,屠呦呦多年来从事中药和中西药结合研究,并创造性地研制出抗疟药物成分——青蒿素和双氢青蒿素,有效降低了疟疾患者的死亡率。

2018 年 10 月 1 日,世界卫生组织首次将中医纳入具有全球影响力的医学纲要。新纳入的中国传统医学的相关信息将写入第 11 版全球医学纲要第 26 章内,该章节主要阐释传统医学的分类体系。该纲要将于 2022 年在世卫组织成员国实施。

2018 年 11 月,第十五届世界中医药大会暨"一带一路"中医药文化周在意大利罗马开幕,其发布的《罗马宣言》将每年的 10 月 11 日定为"世界中医药日",受到全球广泛关注。

2019 年 5 月,第 72 届世界卫生大会审议通过了《国际疾病分类》第 11 次修订等重点议题,首次将传统医学纳入其中,这标志着国际公共卫生系统对中医药医学价值的认可。

据统计,全球已开设超过 10 万家中医诊所,中医药已覆盖 180 多个国家和地区。在日本,从事以汉方医学、医药为主的研究人员有近 8 万人,从事针灸、推拿的医务人员约 10 万人,日本汉方药市场规模约 20 亿美元。英国自 17 世纪起逐渐接受中医,中医曾多次受到英国皇家的信赖,中草药、针灸等各种中西医结合疗法逐渐在英国兴起,英国已成为中医药在欧洲的第三大市场。美国的中医大学教育已成为培养美国中医、针灸师的主要途径,其卫生研究院(简称"NIH")在美国的替代医学研究中心也设立了中医博士后项目。

国务院于 2016 年印发的《中医药发展战略规划纲要(2016—

2030年）》指出，中医药走向世界面临着制约和壁垒，国际竞争力有待进一步提升；中医药治理体系和治理能力的现代化水平有待提高，迫切需要加强顶层设计和统筹规划；实施"走出去"战略，推进"一带一路"建设，迫切需要推动中医药的海外创新发展。据WHO统计，中医已先后在澳大利亚、加拿大、奥地利、新加坡、越南、泰国、阿联酋和南非等29个国家和地区以政府立法的形式得到承认，其中18个国家和地区正式将中医药纳入医疗保险。

政策引导，基层中医医疗快速发展

上医治未病，中医治欲病，下医治已病。中医"治未病"的理念在基层常见病、慢性非传染性疾病（以下简称慢性病或慢病）的预防、调养和康复方面具有显著优势和群众基础。此外，中医医师不需要依赖过多大型仪器即可做出诊断，与基层的医疗环境相契合，再加上中医天然的高频优势，在基层医疗中较西医有更广泛的增量市场空间。有数据显示，2014年，中医综合医院的门诊费较综合医院平均低15%左右，住院费用较综合医院平均低34.7%。辽宁省开原市中医院与19所乡镇卫生院合作签约医联体单位，通过分级诊疗、双向转诊、乡村义诊等方式，有效缓解了基层居民就医的经济负担。

《2018年我国卫生健康事业发展统计公报》的数据显示，2018年中医类医疗卫生机构约有6万个，由中医类医院（包含中医医院、中西医结合医院、民族医医院）、中医类门诊部、中医类诊所等构成。其中，中医类医院共4939个，占比8%。从中医类医疗机构诊疗人次占比看，虽然中医类医院数量占比为8%，但诊疗人次占59%，仅2018年就有6.3亿人次的诊疗量。相比中医类门诊部和诊所，大部分患者仍优先选择去中医类医院就诊。从收入增速看，我国中医类医疗机构的收入增速保持在 10% 以上，这主要得益于诊疗人次的增加。从收入占比看，中医类医疗机构的收入占医疗机构总收入的比重在持续增加，但是占比仍然在 10% 以下。

自 2015 年以来，国家相继颁布十余个与中医产业相关的政策，如表 1-4-1 所示。其中，2016 年 2 月出台的《中医药发展战略规划纲要（2016—2030 年）》为未来 15 年的中医药发展指引了五大方向：中医信息化、健康管理与慢病管理、中医养生保健服务及产品、中医养老、中药材电商。2017 年，《中医诊所备案管理暂行办法》实施，中医诊所由原来的审批制改为备案制，简化了办事流程，全国各地掀起了备案开中医诊所的热潮。国家卫健委统计数据显示，2018 年，我国中医诊所共有 43 802 家，较上一年增长了 4920 家。2017 年，中医诊所诊疗人次突破了 1 亿人次。

表 1-4-1　国家近年来发布的与中医产业相关的政策

发布时间	政策名称	相关政策
2010 年 10 月	《中医坐堂医诊所管理办法（试行）》	药品零售店申请设置的中医坐堂医诊所，适用本办法。 中医类别中医执业医师可以在中医坐堂医诊所执业
2015 年 5 月	《中医药健康服务发展规划（2015—2020 年）》	大力发展中医养生保健服务，加快发展中医医疗服务，支持发展中医特色康复服务，积极发展中医药健康养老服务，积极促进中医药健康服务相关支撑产业发展
2016 年 2 月	《中医药发展战略规划纲要（2016—2030 年）》	到 2030 年，中医药治理体系和治理能力现代化水平显著提升，中医药服务领域实现全覆盖，中医药健康服务能力显著增强

续表

发布时间	政策名称	相关政策
2016 年 8 月	《中医药发展"十三五"规划》	到 2020 年,实现人人基本享有中医药服务。85% 以上的社区卫生服务中心和 70% 以上的乡镇卫生院设立中医综合服务区(中医馆)
2016 年 10 月	《"健康中国 2030"规划纲要》	优化多元办医格局,个体诊所设置不受规划布局限制。加强中医药现代化等任务,显著增强重大疾病防治和健康产业发展的科技支撑能力
2016 年 12 月	《中华人民共和国中医药法》	国家支持社会力量投资中医药事业,举办中医医疗机构应当按照国家有关医疗机构管理的规定办理审批手续,并遵守医疗机构管理的有关规定
2017 年 1 月	《中医药"一带一路"发展规划(2016—2020 年)》	到 2020 年,中医药"一带一路"全方位合作新格局基本形成,与沿线国家合作建设 30 个中医药海外中心,颁布 20 项中医药国际标准,注册 100 种中药产品,建设 50 家中医药对外交流合作示范基地
2017 年 3 月	《关于促进中医药健康养老服务发展的实施意见》	加快中医药健康养老服务提供机构建设,培养中医药健康养老服务人才,发展中医药健康养老服务产业,规范中医药健康养老服务,进一步放宽市场准入
2017 年 9 月	《中医诊所备案管理暂行办法》	报拟举办诊所所在地县级中医药主管部门备案后即可开展执业活动
2017 年 11 月	《中医医术确有专长人员医师资格考核注册管理暂行办法》	以师承方式学习中医或者经多年实践,医术确有专长的人员,可以申请参加中医医术确有专长人员医师资格考核

续表

发布时间	政策名称	相关政策
2017 年 12 月	《中医药局关于推进中医药健康服务与互联网融合发展的指导意见》	到 2020 年，中医药健康服务与互联网融合发展迈上新台阶，融合发展新模式广泛应用，服务内容不断丰富。线上线下结合更加紧密，产业链逐步形成。健康服务能力明显增强
2018 年 8 月	《关于加强中医药健康服务科技创新的指导意见》	促进中药资源综合开发利用及新药研发。研发中医医疗器械、辅助用具和系统。创新发展中医药健康养生产品等
2019 年 10 月	《中共中央　国务院关于促进中医药传承创新发展的意见》	一、健全中医药服务体系； 二、发挥中医药在维护和促进人民健康中的独特作用； 三、大力推动中药质量提升和产业高质量发展； 四、加强中医药人才队伍建设； 五、促进中医药传承与开放创新发展； 六、改革完善中医药管理体制机制

　　除此之外，各省、市级地方政府纷纷出台相关实施方案，扶持中医产业加快发展。以深圳市为例，2020 年 2 月，《深圳市促进中医药传承创新发展实施方案（2020—2025 年）》正式发布。该通知要求强化财政对中医的补助，适时调整提高公立医院（含中医、非中医类医院）中医基本医疗服务补助标准；鼓励社康机构招录中医全科医生，每人生活补助不少于 25 万元，分 5 年等额发放；在基层社康机构推广使用中医适宜技术，加强心脑血管疾病、糖尿病等慢性病的中医药健康管理；全面取消对社会办中医选址、距离、数量等的限制，鼓励中医医疗机构连锁经营，对社会办中医机构在医保定点、

职称评定、评优评先等方面一视同仁；对取得三级甲等、三级乙等、二级甲等资质且基本医疗服务不少于 50% 的社会办中医类医院分别一次性奖励 2000 万元、1000 万元、500 万元。

人才稀缺，推广系统性的科学培养

有数据指出，到 2020 年，我国中医药大健康产业将突破 3 万亿元，年均复合增长率将保持在 20%。产业高速发展的同时，中医人才缺口问题日益凸显。2017 年，全国中药师只有 12 万人，且占药师总数的比例呈下降趋势，从 2012 年的 28.5% 下降到 2017 年的 26.6%。中医类执业医师 52.7 万人，占总医师人员的 15.6%，虽然数量在逐年增加，但增速缓慢。

优秀中医师更是稀缺资源。传统"师带徒"模式早就难以满足每年中医类医院 6.3 亿人次的诊疗量需求。相较于西医，中医师的评级体系也并不完善。目前国家对优秀中医师的评级主要有三级，即国医大师、全国名中医、省级名中医。2017 年 6 月，国家人力资源社会保障部、当时的国家卫计委和国家中医药管理局在北京联合举办了国医大师、全国名中医表彰大会，这也是继 2009 年和 2014 年之后，第三次在全国范围内评选国家级中医大师，三届共评选和表彰了 90 名国医大师，"全国名中医"评选表彰则是首次开展。

国医大师的核心评选条件：应为省级名中医或全国老中医药专家学术经验继承工作指导老师；从事中医临床或炮制、鉴定等中药临床使用相关工作 50 年以上，仍坚持临床工作；具有主任医师、主任药师或同等专业技术职务；中医药理论造诣深厚，学术成就卓越，为发展中医药事业做出过杰出贡献，在全行业有重大影响，在群众中享有很高声誉。截至 2018 年年底，90 名国医大师中已有 21 人去世，在世的仅剩 69 人，对"师带徒"的传统中医传承模式造成了一定的冲击。

国家中医药管理局于 2016 年年底发布的《中医药人才发展"十三五"规划》指出，到 2020 年，中医药人员增量要占卫生人员增量的 15%；中医类别全科医生要占全科医生总量的 20%，而目前这一比例仅为 16%。2018 年，国家中医药管理局印发《关于深化中医药师承教育的指导意见》，明确提出将构建师承教育与院校教育、毕业后教育和继续教育有机结合，贯穿中医药人才发展全过程的中医药师承教育体系。同时，国家中医药管理局于 2018 年启动医药管理人才治理能力提升项目——中医医院科主任管理能力提升培训，拟用 3 年左右的时间，培养 1 万名三级甲等中医医院和贫困地区二级中医医院科主任，进一步提升中医医院科主任的治疗能力，提升中医医院科室管理人员的专业化水平。

诚如《人民日报》评论文章所言，中医药人才培养历来强调"厚基础、重传承"，习诵经典、精通医理，都非一时一日之功。加强中医药人才队伍建设，优化人才成长路径是一个系统工程，需要各方面的制度保障和资源倾斜。科学、有效地培养好中医药人才任重道远，我们应立足社会发展规律和时代需要，从眼下抓起，从青少年抓起，切实为培养中医药人才夯实基础。

智能 AI，让中医应用更具科学性

2015 年 5 月，国务院发布《中医药健康服务发展规划（2015—2020 年）》，提到运用云计算、移动互联网、物联网等信息技术开发智能化中医健康服务产品。新思界报告显示，2016 年，我国数字化中医诊断仪的市场规模为 17 亿元，中医智能治疗仪的市场规模为 49.8 亿元。

随着人工智能、5G 等技术的逐步发展，中医产业应用的空间更加广阔，企业开始积极投资研发以智能化辅助诊疗系统、智能中医设备和智能中医学习系统为代表的智能化产品。

智能化辅助诊疗系统可以对以往存储的病案、病历、药方、诊疗方案等进行分析，形成结构化数据并进行深度学习，最终形成针对各类病症的治疗方案库。同时，在医生诊疗过程中，系统可以对患者的体质、病状等进行识别判断，辅助医生做出诊断决策，提高诊断的准确性和高效性。例如，微医推出的中医云平台"华佗云"，已连接了全国 9 个省份的 1700 余家医疗机构，为嘉兴市、丽水市、义乌市等全国 10 多个县市打造了区域中医云平台，并成为浙江省中医信息化项目的运营支撑平台。作为其核心的"中医大脑"——悬壶台智能辅助诊疗系统，以辨证论治为核心，将证型、药物禁忌、处方、知识条目凝聚成一套涵盖疾病证型、治法、体质、处方、配伍的云化解决方案，并基于心脑血管病、甲状腺病、胆结石症、肝病等专病进行大数据分析，实现了智能化的专病专治。

智能中医设备主要应用于医疗机构和家庭场景中，医生借助智能中医设备完成诊断，用户在家也可以用其监测身体状况，追踪服药效果。智能中医设备主要包括诊脉设备、体质辨识仪、穴位探测和治疗仪等。例如，太一科技智能脉诊仪集中医"脉学"和 AI 技术于一体，基于微阵列密集压力传感及仿人体皮肤触觉传感技术，利用自主研发的脉象特征算法，以中医伤寒论为基础，实现脉象至经方自动生成，将患者的脉搏信息以 3D 形式可视化地传递给患者和医生，实现医患之间的远程沟通。

智能中医学习系统通过对中医古籍、病案、方剂以及知名中医的诊疗思路和处方经验进行搜集分类，便于医生学习，同时用户也可以通过系统了解常见疾病及治疗方案。例如，国医堂开发的中医证候知识库，汇集了近代名老中医的临床经验和五年制本科的教学内容，涵盖内科、外科、妇科、儿科、急症等科属，用户根据病症选择系统列表中的舌象、脉象等信息，系统即可自动完成辨证施治过程。

中西医结合，中国抗疫的成功经验

自汉代张仲景的《伤寒杂病论》以来，我国已对瘟疫诊治积累了丰富的临床经验。根据《中国疫病史鉴》记载，西汉以来的 2000 多年里，中国先后发生了 321 次疫病，由于中医的有效预防和治疗，疫情的蔓延得以控制，患者得到了较好的救治。中医辨证论治的复方疗法有着多靶点、多环节的治疗优势，历史上抗击瘟疫的成功经验表明，中医药是我国传染病防治的独特资源。

在此次抗击新冠肺炎疫情的过程中，中医药参与防治的广度和深度都是空前的，取得的效果也是显著的。中西医结合治疗能减缓、阻止重症向危重症、普通型向重症转化，提高治愈率，降低病亡率；能有效抑制患者体内毒素的产生，避免或者延缓炎症风暴的发生等。同时，中医特色的非药物疗法，如针刺、艾灸、八段锦、穴位贴敷、隔物灸、热敏灸、拔罐等，能够帮助患者改善症状。

在湖北武汉治疗新冠肺炎初期，中医药便全面介入，当地几所大医院对重症患者进行中西医联合会诊，对较多患者使用了中西结合的治疗方案。从临床数据来看，中西医结合治疗能够缩短病程，提高救治质量，患者的平均体温恢复时间、症状消失时间、平均住院时间等都明显优于单纯的西医治疗。一项 452 例的轻型和普通型患者的随机对照开放性试验显示，中西医结合组在改善症状、提高核酸转阴率方面显著优于单纯西药组。另一项 500 例的临床队列研究显示，中西医结合组肺部 CT 影像明显得到改善，没有由轻型转为重型。对于重症患者，一项 75 例的临床对照试验显示，中西药结合组与单纯西药组相比，核酸转阴时间、住院时间平均缩短了 3 天。

结合此次疫情应对中的实践经验，中国工程院院士、中国中医科学院院长黄璐琦建议，建立健全中西医协作的疫情防控长效机制，及时总结此次新冠肺炎救治中的经验，建立中西医联合抗疫常态工作机制。加强中医药防治传染病人才队伍建设，培养中医药防治传染病人才，培养中医药经典理论扎实、临床实践丰富、西医学与传统知识兼备的高层次、复合型人才。

在中医产业发展过程中，做好传承、创新仍然任重道远。要用现代科学技术深入研究中医药理论与临床应用，用现代科学语言阐释中医诊疗方案和作用机理，发挥中医在全生命周期健康管理中的优势，发展中西医结合的现代研究与医学体系。同时，在"一带一路"建设中不断加强中西医的国际合作，加强传统医学与世界医学的沟通和交流，让中医造福更多的人类。

— 1.5 —————————————————————

互联网医院，科技抗疫的新亮点

作为重庆首家互联网医院，铭博互联网医院不仅完成了国家互联
网医院标准化建设，还推动了区域"互联网＋医疗健康"新型模式的
落地。此外，闻康集团深耕在线医疗平台、区域智慧医疗、智能健康
管理、医药电商平台、互联网医院、医疗机构建设、健康产业教育，
是中国医疗大健康领域整体解决方案的提供商。

—— 闻康集团董事长、寻医问药网创始人　郑早明

近年来，互联网技术应用遍及各行各业，"互联网＋"代表着互
联网与传统行业融合发展的新模式。为解决民众生活的基本需求，
提升医疗服务效能，在"互联网＋医疗健康"的不断探索下，互联
网医院应运而生。从实现线上轻问诊，逐步向核心医疗延伸，互联
网医院打破了传统医疗资源分布的地域局限，让患者体验到了更便
捷、高效的服务，让医疗机构和医务人员更充分地实现了专业价值。
随着参与主体的多元化，全国各地互联网医院数量不断增加，互联
网医院的产业生态在不断完善中稳步发展。

政策逐步完善，千亿市场加速扩张

动脉网蛋壳研究院《互联网医院政策研究报告》显示，近年来，
互联网医院的市场规模在加速扩张。2020 年，整个互联网医院服务
市场需求将达到 2550 亿元，未来 3 年市场需求的年均复合增长率将
达到 53.9%，2016—2022 年互联网医院市场需求如图 1-5-1 所示。

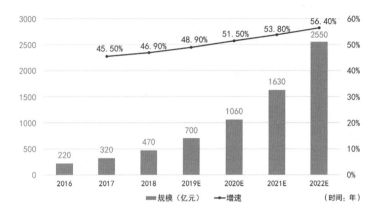

图 1-5-1　2016—2022 年互联网医院市场需求

　　2014 年 8 月，当时的国家卫计委颁布了《关于推进医疗机构远程医疗服务的意见》。内容包括积极推动远程医疗服务发展，将远程医疗服务体系建设纳入区域卫生规划和医疗机构设置规划；确保远程医疗服务质量安全，非医疗机构不得开展远程医疗服务；完善远程医疗服务流程，签订远程医疗合作协议，并取得患者知情同意；加强监督管理，保证医患双方合法权益等。

　　2016 年 8 月到 2017 年 4 月，银川市作为国家互联网医院建设试点，发布了《银川互联网医院管理办法（试行）》《银川市互联网医院管理办法实施细则（试行）》《互联网医院职业医师准入及评级制度》等 10 个政策，为互联网医院的建设提供了先行先试的政策保障。2017 年 3 月，银川市政府与好大夫、丁香园、北大医信、春雨医生、医联等互联网医疗企业集中签约，15 家互联网医院集体入驻银川智慧互联网医院基地，成为行业起步的标志性事件。

　　2018 年 4 月，国务院办公厅正式发布《国务院办公厅关于促进"互联网 + 医疗健康"发展的意见》，确定鼓励支持互联网医院发展成为国家发展战略。同年 7 月，国家卫健委发布《关于印发互联网诊疗管理办法（试行）等 3 个文件的通知》，对互联网诊疗的准入和监管提出了具体指导意见，明确了利用互联网开展诊疗的范围是常见病、慢性病复诊，须依托取得医疗机构执业许可证的实体机构，省级卫生部门应建立互联网医疗服务监管平台。随后，各地政府纷纷出台相关实施细则，推动医院和企业建设互联网医院。2019 年 3 月，重庆首家互联网医院，闻康集团旗下的铭博医院正式成立，如图 1-5-2 所示。该医院可为患者提供在线预约、远程会诊、电子病历共享、在线处方等服务，提升了区域医疗健康服务能力。

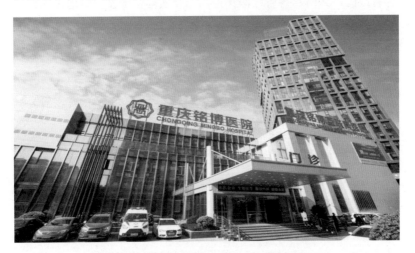

图 1-5-2　重庆首家互联网医院：重庆铭博医院

2019 年 8 月，国家医疗保障局正式颁布《关于完善"互联网 +"医疗服务价格和医保支付政策的指导意见》，网售处方药得以解禁，医保支付被纳入互联网医院体系，正式推动互联网医院打通了支付环节。截至 2020 年 3 月，全国共有 31 个省市出台了 71 条地方政策，政策指导和监管逐步完善。

打通医保支付体系，行业瓶颈有望突破

"互联网+"在各领域的发展最终都要面对"谁买单"的核心问题。一直以来，医保支付在传统公立医院的基础医疗服务支付体系中占主导地位。在此之前，互联网医院只能以个人支付为主，因此医保支付的缺席也被视为行业发展的瓶颈。

医疗服务要纳入医保，要综合考虑成本收益、供求关系、技术价值、医保支付能力、支出效率等因素，需经过立项、定价、支付三个必要环节。具体实施路径：由国家医保局负责制定原则，指导各省级医保部门；各省级医保部门结合实际情况设立本地区项目，制定和调整公立医疗机构的项目价格；地市级医保部门受理立项申请，提交省级审核决策。

2019年8月，国家医保局发布的《关于完善"互联网+"医疗服务价格和医保支付政策的指导意见》，构建了将互联网医疗纳入医保支付的整体框架。其核心内容可概括为四个方面。

（1）坚持"深化'放管服'、分类管理、鼓励创新、线上线下协调发展"的原则，主动适应"互联网+"等新业态发展，支持"互联网+"发挥积极作用；

（2）明确非营利性医疗机构开展的"互联网+"医疗服务，按项目管理，营利性医疗机构可自行设立医疗服务价格项目；

（3）公立医疗机构提供"互联网+"医疗服务，由医疗保障部门对项目收费标准的上限给予指导，对非公立医疗机构价格实行市场调节；

（4）按照线上线下公平的原则配套医保支付政策，并根据服务特点完善协议管理、结算流程和有关指标。

该文件解决了公立医疗机构的后顾之忧，明确了从立项到收费

再到医保支付的具体政策，使公立医疗机构对"互联网 +"医疗服务的收费有章可循；对于社会力量兴办的互联网医院，依法给予了充分的价格自主权，最大限度地释放市场活力；按照线上线下公平的原则，保留其进入医保支付范围的通道，最大限度地创造公平的市场竞争环境。

新冠肺炎疫情期间，互联网医疗的医保结算加速突破支付障碍。根据动脉网统计报告，2020 年 2 月 23 日，在疫情最严重的武汉，医保局发布 18 条措施服务疫情防控和日常医疗保障，其中包括将"互联网 +"医疗服务纳入医保支付，以便让患者，尤其是慢性病患者足不出户就能得到医疗服务，有效降低了患者到医院就诊产生交叉感染的风险。各项措施发布后的三天内，三家公立医院以及微医互联网总医院武汉专区迅速改造信息系统，接入医保在线支付。

2020 年 3 月 2 日，国家医保局、国家卫健委发布《关于推进新冠肺炎疫情防控期间开展"互联网 +"医保服务的指导意见》，明确将符合条件的"互联网 +"医疗服务费用纳入医保支付范围，获得相应资质的医疗机构按照自愿原则，与统筹地区医保经办机构签订补充协议后，为参保人员提供的常见病、慢性病"互联网 +"复诊服务可纳入医保支付范围；定点非公立医疗机构提供的"互联网 +"复诊服务，参照定点公立医疗机构的价格和支付政策进行结算。各省市根据具体情况，制定了相应的措施，并促进医保经办机构与医疗机构进行系统对接，采取"互联网复诊 + 在线医保结算"的方式，为完善今后的医保支付打下了基础。

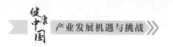

试点远程医疗示范区，平衡优质医疗资源

2018年7月，宁夏回族自治区正式获批成为全国首个"互联网＋医疗健康"示范区，并确定了示范区"12354"建设思路，即夯实一个互联互通的基础，建设健康医疗大数据中心及产业园、区域医疗中心两大中心，强化党建行风建设保障、研究与应用融合保障、创新行业政策支撑保障三项保障，构建全民健康信息平台、互联网医疗平台、互联网诊断平台、互联网医药平台、互联网运营监督平台五大平台，力争取得互联互通、一体化应用服务、产业培育和政策机制四个示范创新。目前，各项工作正在上述框架体系内稳步实施。

作为西部地区发展"互联网＋医疗健康"的样板区，宁夏已建成"卫生云"全民健康信息平台，构建起覆盖到乡村的五级远程医疗服务体系。其中，远程医疗服务平台已向上接通国家级医疗单位30家，向下接通自治区、市、县、乡医疗机构225家，初步实现了居民健康档案、家庭医生签约服务、健康扶贫"一站式"结算等信息互联互通。

在此次新冠肺炎疫情防控中，宁夏充分发挥了"互联网＋医疗健康"示范区的优势，迅速构建视频会议、远程会诊等体系，有效提升了疫情防控速度，在快速分诊、早期筛查、医疗支援等方面发挥了重要作用。自2020年1月26日起，自治区诊疗专家组成员每天晚上都要在全区唯一的新冠肺炎确诊病例定点收治医院——宁夏第四人民医院的远程会诊中心，与各级医疗机构进行远程会诊。示范区同时开通了新冠肺炎影像诊断专用通道，借助新冠肺炎智能影像评价系统，对疑似新冠肺炎的DR/CT片源进行会诊。

据《光明日报》报道，2020年2月11日晚，在宁夏六盘山区，距离银川近 400 公里的固原市西吉县震湖乡毛坪村，村民毛某因发热、咳嗽、胸闷，就诊于该县人民医院发热门诊，体温 38.7℃，胸部 CT 显示右肺上叶及左下肺炎症。当晚 10 时，西吉县人民医院与固原市专家组对其进行会诊。此后两天，治疗效果不明显。2 月 13 日，西吉县人民医院与自治区诊疗专家组进行会诊，专家组给出指导建议：接触史不明确，不用报疑似病例，建议隔离治疗；肺 CT 显示左下肺磨玻璃影改变，建议进行相关药物治疗。此次的远程视频会诊，避免了患者不必要的长途转诊，也降低了可能带来的交叉感染风险，使患者得到了及时、精准、有效的诊疗。2 月 18 日，该患者已治愈出院。

远程会诊服务通过提供疑似病例鉴别诊断、核酸检测及救治方案，提升了基层医疗机构对新冠肺炎留观病例、疑似病例和发热病例的鉴别诊断准确率和救治效率。疫情暴发后，武汉等地医疗资源紧张，患者针对呼吸道疾病的问诊需求增多，不少互联网医疗平台及时开通在线义诊，来自全国各地的千余名医生积极参与支援。线上问诊已成为防疫期间患者获取诊疗咨询服务的一种重要途径。

5G 技术赋能，科技抗疫受肯定

2019 年被称作中国 5G 商用元年，将 5G 的"高通量、低时延、大连接"等技术优势应用在医疗行业，将全面助力医疗健康服务的升级。2019 年 7 月，中国信息通信研究院、互联网医疗健康产业联盟等单位联合发布的《5G 时代智慧医疗健康白皮书（2019 年）》指出，5G 医疗健康是指以第五代移动通信技术为依托，充分利用有限的医疗人力和设备资源，发挥大医院的医疗技术优势，在疾病诊断、监护和治疗等方面提供信息化、移动化和远程化的医疗服务。5G 医疗健康能够创新智慧医疗业务应用，节省医院运营成本，促进医疗资源共享下沉，提升医疗效率和诊断水平，缓解患者看病难的问题，协助推进偏远地区的精准扶贫。

2019 年 9 月，中日友好医院、国家远程医疗与互联网医学中心、国家基层远程医疗发展指导中心牵头，联合全国 30 余家省部级医院，以及中国医学装备协会、中国电信、中国移动、中国联通和华为公司制定了《基于 5G 技术的医院网络建设标准》，这标志着我国医疗行业基于 5G 标准的规范化发展正式起步。

2020 年年初，新冠肺炎疫情的蔓延让互联网医疗的应用发展为民众的就医刚需。在线咨询、检查、检验、家庭医生签约服务，以及药品配送、医保支付、人工智能在线问诊等在提升医疗服务效率和防疫安全中发挥了积极作用。新冠肺炎疫情防控期间，我国互联网医疗服务量增长迅速。在国家卫健委的委属、委管医院中，互联网诊疗比 2019 年同期增加了 17 倍，一些第三方互联网服务平台的诊疗咨询量增长了 20 多倍。

国家陆续出台系列政策，肯定并支持"互联网＋医疗"的科技抗疫作用。2020 年 2 月 4 日起，国家卫生健康委办公厅连发《国家卫生健康委加强疫情防控中互联网诊疗咨询服务工作》等多个通知，鼓励各地发挥互联网医院的优势，开展新冠肺炎义务咨询，部分常见病、慢性病复诊及药品配送服务，加强疫情防控中互联网诊疗咨询服务工作。2020 年 3 月 2 日，《国家医保局 国家卫生健康委关于推进新冠肺炎疫情防控期间开展"互联网＋"医保服务的指导意见》发布，首次将常见病、慢性病"互联网＋"复诊费用纳入医保支付范围，正式打通了医院"云端"服务闭环。主要政策如表 1-5-1 所示。

表 1-5-1 2020 年互联网医疗相关政策

发布时间	政策名称	政策内容
2 月 4 日	《国家卫生健康委办公厅关于加强信息化支撑新型冠状病毒感染的肺炎疫情防控工作的通知》	推动信息化在辅助疫情研判、诊疗、服务效率等方面的支撑作用
2 月 6 日	《国家卫生健康委办公厅关于在疫情防控中做好互联网诊疗咨询服务工作的通知》	进一步完善"互联网 + 医疗健康"服务功能，特别是对发热患者的互联网诊疗咨询服务
2 月 21 日	《关于加强医疗机构药事管理促进合理用药的意见》	加强全链条药事管理和药学服务
2 月 28 日	《国家医保局 国家卫生健康委关于推进新冠肺炎疫情防控期间开展"互联网 +"医保服务的指导意见》	对符合要求的互联网医疗机构为参保人提供的常见病、慢性病线上复诊服务，各地可依规纳入医保基金支付范围
5 月 21 日	《国家卫生健康委办公厅关于进一步完善预约诊疗制度加强智慧医院建设的通知》	医院要进一步建设完善医院互联网平台

其中，《国家卫生健康委办公厅关于进一步完善预约诊疗制度加强智慧医院建设的通知》指出，各医院要进一步建设完善医院互联网平台，发挥互联网诊疗和互联网医院高效、便捷、个性化等优势，打通线上线下服务，在线开展部分常见病、慢性病复诊，积极联合社会力量开展药品配送等服务。同时，要求各地主管部门依法、依规加快对互联网诊疗和互联网医院的准入，推动互联网诊疗服务和互联网医院健康、快速、高质量发展。

总之，国家在互联网医院的建设和发展中，通过及时总结新冠肺炎疫情期间互联网医院的建设经验，运用远程医疗服务的便利和高效，推动远程医疗服务常态化；通过建设区域远程医疗平台，实现远程会诊、远程监护、远程手术等功能，合理调动优质医疗资源下沉、平衡；通过应用 5G 网络技术，发展应急救援、智能导诊、AI 辅助诊断、VR 病房探视等智慧医疗场景，全面提升了医疗机构的诊疗效率和民众就医体验。

—1.6—
"单病种多学科 + 日间手术中心"的新型诊所模式

> 2013 年前，民营医疗机构最大的发展难点是医生人才的获取。十八大会议后，随着《医师执业注册管理办法》等政策的出台，我国实现了医生备案制多点执业，民营医疗机构迎来了真正的发展契机。
>
> —— 广州医和你诊所联合创始人 李倩

政策松绑，鼓励民营诊所良性发展

在我国的医疗机构中，诊所和门诊部被定义为两种类别，但实际上，相当多民营综合门诊部通常对外命名为诊所。而在所属类别中，绝大部分诊所属于非公立的民营诊所。以 2016 年的数据为例，非公立诊所的比例达 96.8%，所以诊所一般代指民营或者私人诊所。而诊所的发展历程与我国的医疗机构开办政策、医务人员自由执业程度息息相关。

从 20 世纪 90 年代开始，在宏观经济与治理政策等多方面因素的影响下，我国个体诊所得以逐步发展。1994 年，《医疗机构管理条例》出台，政府开始鼓励以多种形式兴办医疗机构，同时明确了开办条件、开业程序和职业要求等。直至今日，陆续出台的卫生政策

（见表 1-6-1），始终强调个体诊所的重要性，鼓励社会投入的态度也越发明确，这为诊所的发展提供了有利的政策环境。与此同时，国家在监管政策上更加细化，实行了医疗机构分类管理、放开营利性医疗服务价格等手段。

表 1-6-1　近年来我国推进社会办医的重要政策

发布时间	政策名称
2010 年	《关于进一步鼓励和引导社会资本举办医疗机构的意见》
2013 年	《国务院关于促进健康服务业发展的若干意见》 《关于加快发展社会办医的若干意见》
2015 年	《关于促进社会办医加快发展的若干政策措施》 《国务院办公厅关于推进分级诊疗制度建设的指导意见》
2017 年	《国家卫生计生委关于修改〈医疗机构管理条例实施细则〉的决定》 《国务院办公厅关于支持社会力量提供多层次多样化医疗服务的意见》 《中医诊所备案管理暂行办法》 《医师执业注册管理办法》 《进一步改善医疗服务行动计划（2018—2020 年）》
2018 年	《国务院办公厅关于改革完善全科医生培养与使用激励机制的意见》
2019 年	《关于促进社会办医持续健康规范发展的意见》 《基本医疗卫生与健康促进法（草案）》 《关于开展促进诊所发展试点的意见》

民营诊所作为基层医疗机构的补充，可以有力地助推基层医疗的发展，解决居民的实际需要。2017 年，国务院发布了《国务院办公厅关于支持社会力量提供多层次多样化医疗服务的意见》，再次强调社会办医对满足多层次医疗需求的重要性，并对个体诊所、连锁诊所兴办中常见的审批难的问题进行了大尺度的松绑。

随着 2017 年《医师执业注册管理办法》等支持医生多点执业的相关政策的出台，民营诊所在医师资源方面的制约得以消除，获得了极大的发展空间。截至 2019 年 10 月末，国家卫健委相关数据表明，我国已有 21.5 万名医生参与多点执业，其中到基层医疗机构执业的大约占 60%，到社会办医疗机构的大约占 40%，这说明我国已有至少 5 万名多点执业医师走进了民营诊所。

医生资源的流动让民营医疗机构的数量开始快速增长。图 1-6-1 所示为 2010—2016 年公立与非公立诊所数量对比。全国登记在册并实际运行的非公立诊所，2016 年为 16 万家，到 2019 年年末已增加至 22 万家，平均每省拥有诊所超过 7000 家。其中内科、口腔科、中医内科、中医外科、骨科、妇科的常见病、多发病诊疗业务占诊所业务的比例超过 90%，在基层医疗服务中发挥着重要作用。预计到 2030 年，随着医院门诊服务比例向基层转移，基层医疗市场的规模将达到 3 万亿元以上，增速可超过 20%。

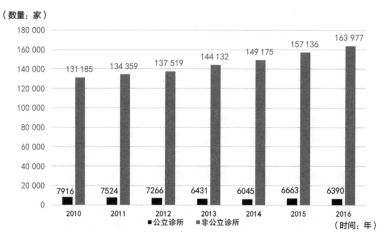

（数量：家）

数据来源：历年中国卫生健康统计年鉴

图 1-6-1 中国诊所的数量对比

消费升级，中高端诊疗需求迅猛增加

在消费升级的现状下，越来越多的患者愿意为享有更好的医疗服务而付出额外费用。要为患者提供更好的医疗服务，以及更好的就医环境，就需要实现诊所的规范化、连锁化、品牌化经营模式。

近年来，升级的新型诊所逐渐增多，该类非公立医疗机构以提供中高端服务为主，相比传统诊所，新型诊所无论是环境、服务水平、服务能力，还是就医的便捷性，都得到了极大的提升。同时，大部分新型诊所以诊疗费作为主要收入，将药的占比缩减至 20% 以内。非公立诊所逐步从大家印象中的小而差，蝶变为小而美。

该类新型诊所及门诊部在国内有三个较为集中的发展时段。

第一个时段集中于 20 世纪 90 年代末期，由于该时期经济飞速发展，相当多外企进入中国，来京外籍人士增多，很多私立医院或诊所，如和睦家医院、维世达诊所、港澳国际诊所、SOS 诊所等陆续选择在北京落地。这一批高端医院或诊所多有外资背景，引入双语医疗专家或外籍医生，为在京的外籍人士提供国际化的医疗服务。这让中国的部分高收入人群体验到了与中国传统就医环境完全不同的高端医疗服务，不仅为后期本土中高端诊所提供了值得借鉴的范本，还培养了中高端收入人群的消费习惯。

第二个时段在 2008 年前后，中高端诊所主要成立于此时。随着北京、上海、深圳等一线城市人均收入的提高，中国的富裕人口越来越多。这部分高消费人群的消费升级，对医疗服务也提出了更高的要求。他们需要高品质的家庭医生服务，以及医务人员耐心细致的讲解、定制化的健康管理、长期的医疗关注、多语种的沟通等服务，这些都是公立三甲医院无法提供的。在市场需求的高速增长下，一些市场化的综合门诊、连锁口腔、医美等专科门诊，如佳美口腔、瑞尔齿科等，开始在这一阶段扩张连锁，陆续形成品牌规模。

最后一个时段的新型诊所热潮从 2016 年持续至今。前两个时段的诊所偏向高端，而这一时段建立的诊所定位则更为亲民，商业健康险和自费支付成为这类诊所的主要支付手段。除了需要差异化医疗服务的中高端人群外，一些世界 500 强企业或大型央企也开始成为新型诊所服务的购买者。而这类医疗机构的业务，不仅涉及综合门诊、专科诊所，日间手术中心也开始成为关键部分。如企鹅杏仁、医和你、卓正医疗等，都是在这一时期落地布局的。

从 MDT 到日间手术，新型模式解决诊疗难题

新型诊所的中高端服务不仅体现在漂亮的装修和略高的价格上，更多的是对医疗服务全程的提升。与很多用户所诟病的公立医院 2 小时排队，3 分钟问诊形成鲜明对比，在新型诊所，诊疗时间往往能达到 20 分钟以上。美国卫生署建议，每次门诊的时间不低于 20 分钟，对于初诊患者，一些机构规定必须达到 30 分钟以上。当然，这在供需关系极度紧张的国内公立医疗体系中是没有办法实现的。

而在新型诊所，通过医生与患者长时间的充分沟通，可以缓解患者就医时的紧张情绪。专家全面地查阅患者的病历资料，耐心地与患者交流，仔细提问，细致解答，有利于建立患者对医疗服务的信任感。医生更有足够的时间为患者讲解疾病知识、分析病情、告知风险，在此情况下，医患矛盾、纠纷的发生率自然会降低，不仅可以营造出良好的经营环境，同时可以提升民营门诊的口碑。

缩短患者看病的繁复流程，也成为新型诊所要解决的痛点之一。以广州医和你为例，诊所可以提供"单病种、多学科"的 MDT（多

学科团队）诊疗模式，传统模式与 MDT 诊疗模式的特点对比如图 1-6-2 所示。其优势在于，一种疾病往往涉及多学科的交叉，如甲状腺癌可能涉及普外科、内分泌科、肿瘤科，甚至核医学科，如果患者术后想怀孕，还需要妇产科介入。而医和你的 MDT 诊疗模式，把相关的医生请到民营诊所内，让多学科专家团队围绕患者进行全方位的治疗，省去了患者四处奔波、求医问药的过程。

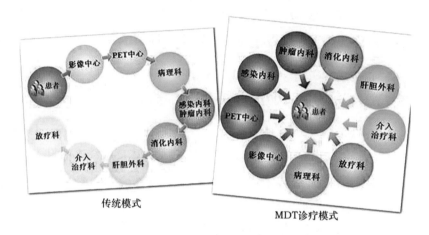

图 1-6-2 传统模式与 MDT 诊疗模式的特点对比

儿科、妇科的客户人群往往对环境的依赖度较高，因此成为新型诊所最初服务的对象，随后服务扩展到了牙科、中医科。而当今，新型诊所提供的医疗服务更加多样化。为了满足各科室设置的需求，同时在空间设计和室内布局上显得美观、大气，新型诊所的商业面积往往在 400 平方米至 800 平方米。部分综合性较强的新型诊所还设置有 B 超室、放射科、日间手术室等功能区域，该类诊所的面积往往在 1000 平方米以上。

日间手术中心向必须在医院做手术的传统观念发起了挑战，随着微创技术的实施和快速康复理念的普及，越来越多的手术不需要住院，或住院时间大大缩短。目前欧美发达国家有 40%~50% 的手术是在日间手术中心完成的，而在我国只有 5%，因此我国的日间手术中心具有巨大的提升空间。如华西、仁济等医院也已意识到该模式的实用性，开始加强对日间手术中心的高效使用，手术业务占比已达到 25%。在 2016 年开业的广州医和你诊所内，就有两间按照三甲医院的标准配置的日间手术室。开业仅 3 个月，日间手术室中心就完成了 50 余台手术，涉及甲状腺、妇科、耳鼻喉等多个领域。

健康科普，专业医生用情怀带来流量

如今网络和社交媒体早已成为公众获取健康科普信息的重要渠道。由于缺乏严格的监管与审核机制，很多养生文章来源不明，通常由无医学背景的编辑根据各种繁杂的信息进行主观杜撰，轻则误导受众，重则威胁公众生命与健康。而一直以来，健康科普都不被重视，加之花费大量的时间、精力却得不到相应回报，业内一度把做科普的医生称为"情怀医者"。

其实专业医生做科普的意义不亚于治病。从民众角度来看，看了医生们做的科普内容，可以学会选择合适的医疗资源，减少就医的次数，学会更健康的行为和生活方式；患者可以淡化对治疗、对手术的恐慌情绪，调整心态，积极应对。学习医学科普知识，读懂疾病防治和康复解决方案，可以减少并发症的发生，提高生活质量，减少看病吃药的费用和麻烦。长期坚持学习，可以实现不得病、少得病、晚得病的目标。

从医疗机构的角度出发，很多患者对常见的慢性疾病存在相同的误解，医生对于常见疾病要反复解释发病原因，重复交代注意事项，导致重复性工作量大，工作效率低。通过科普帮患者理解治疗方案，不仅可以有效缓解、减少医患纠纷，还可以为医生节省时间去关注疑难重症，提升医生的工作效率。

近几年，部分民营医疗机构开始尝试让医生在网络上进行课程教学，在网络社区进行宣传，在新媒体平台传播，效果显著。例如，医和你通过公众号发布的科普文章《体检查出的甲状腺结节，到底要不要治疗？一图读懂！》，单篇阅读量超 350 万人次，单篇"粉丝"增长 6 万人。无心插柳柳成荫，医生用情怀做专业科普，换来了民营医疗机构最需要的用户流量、患者信任和品牌美誉度。

崔玉涛、欧茜、于莺等医生通过在微博上长期做科普，成为互联网上有较大影响力的"大 V"，网络影响力令他们更容易获取用户的信任，追随他们的"粉丝"会转化为线下的客户，这为他们积累了第一批种子用户。

个性服务，提供愉悦就医体验

患者的个体情况千差万别，传统医疗"流水线"式的服务已不适应当今市场需求。在欧美国家，患者与医生通常能建立长期固定的关系。医生充分掌握患者的各方面信息，根据每个患者的自身情况制定适合的治疗方案。同时，医生还要对患者进行长期甚至终生的跟踪监测。以患者为中心的个性化服务让病例数据更全面，治疗效果更显著，对行业具有积极的促进意义。

北京大学附属第一医院、北京大学人民医院、中国人民解放军空军总医院和北京市中医医院曾联合对外宣布：将对前来就诊的男性脱发患者提供全程跟踪治疗服务，并针对每个患者的自身情况，提供个性化的专业指导。凡是在这些医院皮肤科就诊并被诊断为脱发的男性患者，在患者本人自愿的情况下，医院将建立完整的个人档案，由医生根据每位患者的不同情况制定相应的治疗方案，并由医生定期对患者进行跟踪随访。而患者也需要定期填写诊疗自我评估卡，以供医生建立综合的个人行为评估档案，并根据这些情况随时制定和调整治疗方案。

很多民营诊所尝试推出会员制服务，患者成为会员后，诊所会为其建立健康档案，患者可以享受诊所的免费体检等服务，诊费也可以享受一定的折扣。很多诊所提供的家庭医生服务、慢病管理服务，都是基于年费会员的服务。例如，在和睦家医院出生的婴儿，会被赠予和睦家医院的会员资质，医院提供从疫苗接种到小儿常见疾病诊治的一站式儿童医疗保健服务。

利用移动互联网平台，也是提升患者满意度的有效途径。将部分医疗服务和流程转移到线上，如医生预约、出具报告单、随访患者等医疗行为，不仅可以改善用户体验，同时可以减轻医生线下服务的工作负担。例如，医和你诊所组建了线上"医小助"团队，为患者和医生提供一对一服务，帮助医生提高诊治效率，优化医疗资源配置。

民营诊所的行业发展成果初具，诊所经营模式不断创新，但医疗服务的初心不敢忘却。民营诊所要从患者利益出发，让医生有职业成就感，提升费效比，提升客户满意度，提供体贴、个性化的健康管理以及优质、全周期的医疗服务，从而扎实地打造医疗机构的品牌价值。

─ 1.7 ──────────

从传统HIS到以用户体验为核心的智慧医院系统

我国的医疗信息化行业整体来说比较年轻，从早期的医院信息系统到现在的智慧医院系统，数据和场景之间如何衔接并融合应用，成为当前医疗信息化的关键内容。医疗信息化已不再是单体的应用，而是各个场景、各个设备、各个区域间的互通互联，我们需要站到大平台和整体应用的高度去思考，去规划。

—— 思创医惠科技股份有限公司副总裁　华松鸳

政策引导、需求推动的医疗信息化

医疗信息化从广义上讲涵盖了多个方向：医疗服务的信息化（医疗 IT）、医疗支付的信息化（医保 IT）、医药流通的信息化（医药 IT），以及互联网医疗、仪器平台等其他相关业务的信息化，如图1-7-1 所示。在当今医疗信息化领域中，应用规模最大的是医疗 IT。

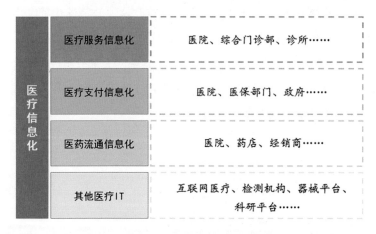

图1-7-1　医疗信息化的广义分类

医疗 IT 的主要使用者是以医院为主的各级医疗机构。医疗服务信息化是指通过现代计算机技术、网络通信技术、数据库技术等，为医院各部门间，甚至各医院间提供患者信息和管理信息的收集、存储、处理、提取和数据交换服务，由此让医疗机构实现更高的效率与服务质量。

医疗 IT 在我国的应用推广历程大致分为三个阶段。最初的起步阶段是从 20 世纪 70 年代到 21 世纪初，这时的医疗 IT 主要聚焦于改善医疗机构内部管理上。改革开放初期，我国的医护人员与医疗资源相对不足，与规模庞大的人口难以匹配，加之落后的传统医院信息处理方式，当时的医院经常存在医疗效率低下、财务管理混乱、库存物资积压等一系列难以解决的问题，医院的管理方式亟待转型升级。

随着个人计算机进入中国，计算机被陆续引入医院用于电子管理，医疗信息化由此起步，HIS（医院信息系统）应运而生。1993 年，国务院启动"金卡工程"，国家医疗保障局率先建设了医保系统，随后要求医保系统对医院业务进行实时结算。这一政策催化了医疗 IT 从 0 到 1 的发展过程，加速了 HIS 的普及。

HIS 一般由医院业务系统与事务管理系统两大部分组成，前者主要用于医院非诊疗业务的管理，后者则用于医院内部事务的管理。常见的 HIS 构成如表 1-7-1 所示。

表 1-7-1　常见的 HIS 构成

系统大类	功能	子系统
医院业务系统	实现非诊疗业务管理	门急诊挂号系统
		门急诊分诊系统
		门急诊划价收费系统
		病案管理系统
		药库管理系统
		自助服务系统
		预约系统
事务管理系统	实现内部事务管理	会计账目系统
		物资材料管理系统
		固定资产管理系统
		经济核算系统
		人事工资管理系统
		医院办公自动化系统
		医疗管理与质量监控系统
		医疗统计系统
		客户关系管理系统

医疗 IT 的第二个发展阶段，是 21 世纪初到 2010 年前后，发展聚焦于诊疗过程中各环节的衔接完善与效率提升。2009 年，《中共中央国务院关于深化医药卫生体制改革的意见》明确提出，要以医院管理和电子病历为重点，推进医院信息化建设。在此背景下，国内医疗 IT 建设再次提速，以公共卫生信息化、人口健康档案等为代

表的区域医疗信息化系统基本完成了在全国范围内的普及，同时 CIS（临床信息系统）陆续被重点医院引入。

不同于 HIS 系统，CIS 的功能重点围绕患者开发，以医生临床诊疗行为为导向，整合患者临床诊疗数据，完成电子化汇总、共享，医务人员可查阅辅助诊疗路径、发送医嘱、接收诊疗结果、完成分析。HIS 和 CIS 特点相异，目标不同，服务对象也不相同，因此需要相互联系，相互支撑。常见的 CIS 功能构成如表 1-7-2 所示。

表 1-7-2　常见的 CIS 功能构成

系统大类	功能	子系统
临床系统	实现患者诊疗环节全流程信息化	门急诊医生工作站
		住院医生工作站
		住院护士工作站
		电子病历系统
		重症监护信息系统
		临床决策支持系统
		实验室信息系统
		手术麻醉信息系统
医技系统	实现内部各医技科室信息化	数字化影像系统
		放射科信息系统
		超声影像信息系统
		内窥镜影像信息系统
		病理科信息系统
		心电图信息系统

2010 年至今, 医疗 IT 再次进入了新的发展阶段, 区域的互通互联成为发展方向。为提高医疗服务质量, 节省患者支出, 合理有效地利用医疗资源, GMIS (区域医疗信息系统) 在我国开始受到重视。

GMIS 立足整个医疗区域, 以居民电子健康档案为核心, 利用计算机网络技术, 通过联动医疗机构与外部平台, 建立了面向患者、医院、公共卫生及行政部门的信息系统。随着各类区域性医疗网络、远程医疗以及社区医疗的发展, 医疗服务将超越实际的地域限制, 通过各种医疗机构的网络互联以及信息交换, 实现全社会范围内的医疗信息化和数字化。

2017 年以来, 我国的医改政策密集发布, 与医疗信息化相关的主要集中在以电子病历为核心的 CIS 建设、以控费为目的的医保控费系统建设、以 "互联网 + 医疗" 为重点的医疗信息化改进, 以及以医联体为载体的 GMIS 建设。这些政策的不断落实将为医疗信息化建设带来新一轮的需求, 如表 1-7-3 所示。

表 1-7-3　2015—2019 年与医改相关的主要政策

发布时间	发布部门	政策名称	相关政策
2015 年	国务院	《全国医疗卫生服务体系规划纲要(2015—2020 年)》	到 2020 年, 实现全员人口信息、电子健康档案和电子病历三大数据基本覆盖全国人口并进行信息动态更新
2016 年	国务院	《关于促进和规范健康医疗大数据应用发展的指导意见》	到 2020 年, 建成国家医疗卫生信息分级开放应用平台
2017 年	国务院	《"十三五"卫生与健康规划》	促进人口健康信息互通共享, 实现电子健康档案和电子病历的记录及信息共享

续表

发布时间	发布部门	政策名称	相关政策
2017 年	国务院	《关于推进医疗联合体建设和发展的指导意见》	至 2020 年，二级公立医院及基层医疗卫生机构全部参与医联体
2017 年	国家卫计委、国家中医药管理局	《电子病历应用管理规范（试行）》	明确电子病历系统概念，提出管理要求及规范
2018 年	国务院	《关于促进"互联网＋医疗健康"发展的意见》	到 2020 年，实现二级以上医院提供分时段预约诊疗、智能导医分诊、候诊提醒、检验检查结果查询、诊间结算、移动支付等线上服务
2018 年	国家卫计委、国家中医药管理局	《关于印发进一步改善医疗服务行动计划（2018—2020 年）的通知》	要求配药、患者安全管理等信息化、智能化
2018 年	国家卫健委、财政部、国家中医药管理局	《关于做好 2018 年国家基本公共卫生服务项目工作的通知》	推动电子健康档案向个人开放，做好年度重点工作
2018 年	国家卫健委	《全国医院信息化建设标准与规范（试行）》	明确二级以上医院信息化建设的主要内容及要求
2018 年	国家卫健委	《国家健康医疗大数据标准、安全和服务管理办法（试行）》	加强健康医疗大数据服务管理，充分发挥健康医疗大数据作为国家重要基础性战略资源的作用
2019 年	国务院	《深化医药卫生体制改革 2019 年重点工作任务》	有序发展医联体，促进分级诊疗，促进"互联网＋医疗健康"发展

续表

发布时间	发布部门	政策名称	相关政策
2019 年	国家卫健委	《2019 年度卫生健康标准项目计划》	包括医院信息化功能及建设标准、重大疾病监测业务协同基本数据集、互联网医疗健康信息安全管理规范、电子健康卡技术规范、预防接种信息系统数据交换接口规范、远程医疗信息共享文档规范等 12 个项目

由于 HIS 信息化建设较早，目前该系统在各大医院的覆盖率较高。中国医院协会信息管理专业委员会（CHIMA）对 2019 年中国医院信息化状况调查的结果显示，患者基本信息管理系统建设的完成度已达 91.2%。虽然 CIS 起步晚于 HIS，但由于贴近诊疗服务的核心功能，因此实现了较高的普及应用，如临床检验信息管理系统、医学影像信息管理系统的建成度也分别达到了 75.69% 和 72.45%。

HIS、CIS 及 GMIS 仅仅是实现医疗信息化过程中的一部分重点应用。近年来，随着互联网、大数据、人工智能、5G 等新技术的出现和逐渐成熟，医疗信息化与新技术的融合为这一行业不断带来新的发展空间。例如，互联网医院的加速发展，提出了互联网与医院、医生之间有效连接的解决方案，同时还对互联网与保险方、支付方、药方进行体系化合作提出了要求。医疗大数据产品通过对海量数据的收集与分析整理，为个人健康管理、医疗服务和医学科研提供了数据支撑；人工智能技术则在疾病风险管理和医学影像等医疗领域获得了较好的应用。此外，5G 强大的传输能力也促进了远程医疗等应用的实际落地。

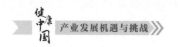

以三甲医院为首，医疗 IT 支出占比日益提升

随着"健康中国"国家战略的实施，在"互联网＋医疗健康"背景下，《全国医院信息化建设标准与规范（试行）》等政策相继出台，医疗信息化产业已成为促进我国经济发展的又一重要引擎。目前，我国卫生总费用已由 2011 年的 2.4 万亿元增至 2019 年的 6.5 万亿元，卫生总费用占 GDP 的比重也在不断提升，从 2011 年的 5.03% 增长至 2019 年的 6.6%。

随着我国卫生总费用的增长，我国各级卫生机构及卫生管理部门的 IT 支出占卫生机构总费用的比例也在逐年提高。我国医疗 IT 的投入规模占卫生机构卫生总费用的比例已由 2008 年的 0.49%，上升至 2017 年的 0.83%，如图 1-7-2 所示。

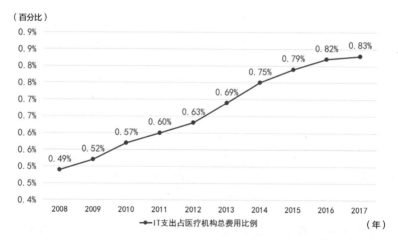

图 1-7-2　2008—2017 年医疗 IT 支出占医疗机构卫生总费用的比例

在上述背景下，根据观研天下发布的《2019 年中国医疗服务行业分析报告－市场竞争格局与发展前景评估》数据，2019 年我国医疗信息化市场规模接近 600 亿元，预计到 2023 年，我国医疗信息

化规模将突破 1000 亿元。而另一份由中国产业研究院公布的调研报告表明，仅信息化软件的市场规模在 2017 年就已增长至 64 亿元。

2019 年 12 月，互联网数据中心（IDC）发布了《中国医疗行业 IT 市场预测（2019—2023）》，指出 2018 年中国医疗行业 IT 支出为 20.8 亿元人民币，并且预测未来几年中，这一市场都将保持较高增速。2018—2023 年的年复合增长率为 20.4%，到 2023 年，这一市场的市场规模将达到 52.6 亿元人民币。2019—2023 年中国医疗行业 IT 市场预测分析如图 1-7-3 所示。

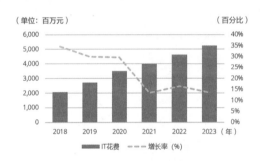

图 1-7-3　2019—2023 年中国医疗行业 IT 市场预测分析

自国家卫健委发布《全国医院信息化建设标准与规范（试行）》以来，三甲医院和二级医院的信息化建设项目订单总额高速增长。CHIMA《2017—2018 年度中国医院信息化调查报告》数据显示（样本包括国内 263 家三级医院以及 221 家三级以下医院的信息化投入数据），三级医院在 2017 年的平均信息化投入为 765 万元，二级及以下的医院平均信息化投入为 250 万元。其中，三甲医院订单投入量最为显著，2015—2018 年，平均每家医院的订单总额为 1801 万元，远高于三乙医院和二级医院，如图 1-7-4 所示。

（单位：万元）

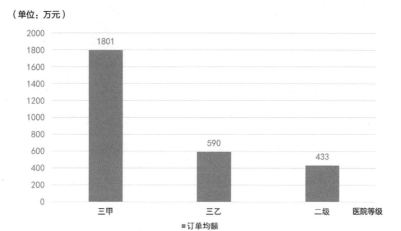

图 1-7-4　2015—2018 年各级样本医院订单均额

　　以知名三甲医院，始建于 1907 年的上海交通大学医学院附属瑞金医院为例，该院占地面积为 12 万平方米，建筑面积达 30 万平方米，实际开放床位 2100 余张，全院医师 996 余人。该院自 2014 年起与深市创业板上市公司思创医惠合作，完善了信息化建设，陆续实现了移动护理、护理管理、内镜消毒、室内导航、MDT（多学科综合诊疗）、质控平台、掌医、OA（办公自动化）、随访等系统应用。其中，通过上线移动护理系统和护理管理系统，使护理信息化成功由以业务为核心转型为以患者为中心。同时，医院在减轻护士工作量、执行优质护理服务上产生了切实效果，护士的日常文书书写时间减少了 40%，直接护理时间增加了 30%，患者满意度提高了 25%，真正践行了把时间还给护士，把护士还给患者的服务理念。

　　即使是 21 世纪后开设的新型的三甲医院，同样可以因信息化提升服务效能。例如，2006 年整合开设的广州市妇女儿童医疗中心，作为广州市妇幼保健三级网络工作的网顶单位，始终高度重视国际标准和医院信息化建设。思创医惠为该院提供了全院 IT 的顶层设计及整体规划，使该院实现了"体系架构统一平台化、业务系统专科微小化、业务流程标准闭环化、资源管理智能集约化、用户体验个性极简化"的智慧医院雏形。

该院当前已实现公有云医院建设，所有 IT 基础设施和全院业务系统全部部署在安全可信的公有云平台；在支付方面，该院通过院外信息平台，现在已经支持支付宝、微信、银联、OA、MDT 等多种第三方 App 统一安全接入，实现预约挂号、诊间结算、检查预约、报告查看和医护患一体化互动；在患者预约方面，非急诊患者预约挂号实现"零排队"。同时，作为新一代医院信息化的特色，该院实现了"无 HIS"，以"大平台、专科微小化应用"的设计思路重构了医院信息服务体系，按照患者、医生、护士、管理者等角色个性化定制信息系统的服务界面，构建了基于互联网的患者服务平台（患者）、基于物联网的移动护理系统（护士）和智能结构化电子病历系统（医生）的一体化联动体系，将医院信息化从传统数字化医院以功能为核心升级到了智慧医院以用户体验为核心，真正实现了信息系统以人为本的建设目标。

除此之外，院内 51 个业务子系统、院外 6 个业务子系统全部基于信息平台的标准服务实现了互联互通、信息共享，所有业务交互都能实现可视化的统一管理和监控。

由此可见，医疗 IT 的建设过程并非同一固定模式，采取切实符合医院业务需求、服务理念的信息化应用，才能实现最大价值。而医疗健康服务体系的全面转型，也催生出医疗信息化的更多机遇。在新医疗体系下，医疗信息化院内系统将以满足政府医保控费精细化管理、医疗协同数据需求为重点，从过去的以业务为导向向以数据为导向升级，全面在医院深化使用电子病历、数据中台系统，而院外系统将配合分级诊疗、医联体的建设，加速医疗协同平台化系统的发展。

产品化能力与业务布局决定竞争力

据 IDC 于 2107 年发布的数据，国内医疗 IT 解决方案市场的市场集中度 CR10（最大的 10 项之和所占的比例）接近 55.4%。虽然其集中趋势越发明显，但行业竞争格局尚未完全固化。例如，创业软件、易联众、医惠科技、智业软件在 2011 年并未进入市场占有率前十的行列，但作为后起之秀，上述四家企业在 2017 年成功挤进前十榜单。这说明尽管医疗信息化具备较强的客户黏性，行业先行者的先发优势明显，但后发者仍有冲击市场的机会。

在国际市场，知名调研组织 KLAS 在《美国医院电子病历市场份额 2017》报告中指出，美国医院最大的电子病历供应商 EPIC Systems 的本土市场占有率达到 25.8%，另一家美国医疗信息化龙头企业 Cerner 占 24.6%，第三位的 Meditech 则占 16.6%。前三家公司总计已占有 67% 的市场。对比美国医疗信息化产业，我国国内行业集中度仍具提升空间。

而在国内市场，医疗信息化行业的核心竞争力主要体现于客户基础、产品化能力以及业务布局。首先，医疗 IT 行业客户黏性较强，一般具有先发优势、有较好客户基础的服务商在后续产品提升时将最为受益。其次，产品化能力是医疗 IT 厂商的生存之本，将对 IT 厂商的盈利水平、业务扩张产生最为直接的影响。最后，由于医疗 IT

行业处在快速发展阶段，因此具有前瞻性的业务布局将成为公司未来发展的重要支撑。

当前，国内已有较多的医疗信息化企业完成了上市融资，如卫宁健康、创业慧康等在医疗机构客户数量上已具备一定规模。东华软件、和仁科技等企业则分别重点在三甲医院和军属医院发力，在各自范围内也积累了一定业务规模。而相对新兴的几家信息化企业，则在产品化能力方面更为突出，麦迪科技、思创医惠都实现了较高的产品毛利率。思创医惠在 2019 年年度报告中公布，其实现营业收入 15.7 亿元，较上一年增长 21.58%；实现营业利润 1.6 亿元，较上一年增长 1.04%；同期研发投入高达 1.4 亿元，占营业收入的 8.92%，进一步提升了公司的核心竞争力。

当前受到医院电子病历应用水平评级及信息互联网互通标准化成熟度测评等政策的影响，医院信息化已成为刚性需求。政策作为医疗信息化行业发展的核心驱动力之一，未来智慧医院建设的相关政策也将逐渐健全，医疗信息化行业将由此产生新的动能。随着分级诊疗的推进和医联体试点工作的开展，区域医疗信息化也将形成巨大市场。由此可见，医疗信息化在可预见的未来具有广阔的发展与增长空间。

第 **2** 章

医药技术突破创新成果

疫苗，全球疫情的最终解决方案

乙肝用药：从仿制到创新，从抑制到治愈

基因检测，开启精准医疗新纪元

中医药临床疗效显著，抗击疫情勇担当

医疗器械在变革中发展，流通领域加速整合

IVD 行业趋势：国产化、集中化快速发展

POCT，体外诊断行业中的生力军

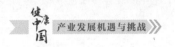

─2.1──────────────────
疫苗，全球疫情的最终解决方案

> 疫苗的成功研发是人类面对重大传染病取得根本性胜利的关键，
> 而疫苗企业的核心应始终围绕生产疫苗的目的创造价值体系，以社会
> 责任立足长远发展。
>
> ── 艾美疫苗集团董事局主席兼首席执行官 周延

疫苗，人类历史最重要的发明之一

17 世纪末期，英国历史学家托马斯·麦考利在《英国史》中曾写道："天花始终盘桓，将墓地填满尸体。用无尽的恐惧折磨那些幸免之人，给劫后余生的人留下累累的疮痕。"18 世纪，爱德华·詹纳发现牛痘可以预防天花，这也标志着全球第一种疫苗诞生。1980 年，世界卫生组织宣布，人类已彻底消灭天花，这是人类迄今唯一通过疫苗接种消灭的疾病。此前全球大约有 3 亿人死于天花，数百万人因其而毁容。

19 世纪，法国路易斯·巴斯德提出传染病细菌学说，并研制了有效抑制霍乱、狂犬病的疫苗，同时通过减弱微生物毒力，成功获得减毒活疫苗，为疫苗发展奠定了基础。20 世纪起，以灭活疫苗为代表的大批疫苗相继问世。21 世纪，伴随免疫学、生物技术、分子微生物学等相关疫苗研发技术的不断进步，各国陆续研发出各类新型疫苗。

如今，疫苗的研制技术已经历了三代发展，如表 2-1-1 所示。第一代传统疫苗包括灭活疫苗、减毒活疫苗和类毒素；第二代疫苗包括由微生物和天然成分及其产物制成的亚单位疫苗、将能激发免疫应答的成分进行基因重组而产生的重组蛋白疫苗；第三代疫苗的代表为基因疫苗（DNA 疫苗）和重组载体疫苗。

表 2-1-1　疫苗技术的发展

发展阶段	种类	作用机理	疫苗特点	疫苗示例
第一代	灭活疫苗	由灭活病毒诱导机体产生特异性抗体	为维持血清抗体水平，需多次接种；不能通过内源性抗原提呈诱导 CTL（细胞毒性 T 淋巴细胞）产生，免疫效果有一定局限性	甲型肝炎灭活疫苗
	减毒活疫苗	类似隐性感染或轻症感染，通过人体自身免疫系统产生抗体	免疫效果良好、持久，但疫苗在体内存在恢复毒力或变异的危险	卡介苗
	类毒素	已失去外毒素的毒性，保留免疫原性，接种后诱导机体产生抗毒素	可能需多次接种	破伤风毒素
第二代	亚单位疫苗	通过有效抗原成分，刺激保护性免疫应答，诱发机体产生特异性抗体	不含有核酸的病原体，安全有效，成本较低	重组乙型肝炎病毒表面抗原疫苗
	重组蛋白疫苗	能引起 T、B 细胞的联合识别	可产生 IgG 类抗体，免疫效果明显提高	肺炎球菌结合疫苗
第三代	基因疫苗	将编码病原体有效免疫原的基因与细菌质粒重组，疫苗进入机体后激活机体免疫系统，诱导免疫应答	在体内可持续表达，可诱导体液免疫和细胞免疫	流感病毒核蛋白 DNA 疫苗
	重组载体疫苗	将编码病原体有效免疫原的基因插入载体基因组，接种后疫苗株在体内增殖，表达所需抗原	可表达大量所需抗原	重组埃博拉病毒病疫苗

麦肯锡报告显示，2000 年以来，全球疫苗市场年复合增长率达15%，处于历史最高增长水平，疫苗产品数量也在稳步增长。截至2018 年年底，全球共批准预防性疫苗 77 种，可用于预防超过 40 种疾病。智研咨询《2020—2026 年中国疫苗行业市场调研与发展趋势预测报告》中指出，2018 年全球疫苗市场规模约 494 亿美元。受全球疫苗接种的庞大需求的推动，以及政府、国际机构的大力支持，预测到 2030 年，全球疫苗市场规模将达到 1000 亿美元，年复合增速将达 6.6%。

国际疫苗市场呈现寡头垄断态势，四大疫苗巨头企业 —— 葛兰素史克（GSK）、默沙东、辉瑞和赛诺菲巴斯德，稳居行业领先地位，四者共占全球疫苗市场约 90% 的份额。2018 年，葛兰素史克、默沙东、辉瑞和赛诺菲巴斯德的疫苗业务分别实现收入 78.7 亿美元、72.61 亿美元、63.3 亿美元和 60.5 亿美元，合计约 275.11 亿美元。

国家免疫规划成果显著，立法监管规范从严

新中国成立以前，仅白喉、百日咳、麻疹和脊髓灰质炎四种传染病每年发病总数就达千万人，不仅严重威胁着我国劳动人民的身体健康，而且也是儿童死亡的主要原因。1959 年我国成功研制出首批"脊灰"活疫苗，1962 年研制出更易储存的糖丸减毒活疫苗，1978 年国家正式实施免疫规划。到 1995 年年底，我国儿童"四苗"（卡介苗、脊髓灰质炎疫苗、百白破疫苗、麻疹疫苗）接种率均达到 80% 以上。

2007 年 12 月，《扩大国家免疫规划实施方案》正式发布，在乙肝疫苗、卡介苗、脊灰疫苗、百白破疫苗、麻疹疫苗、白破疫苗 6 种疫苗基础上，以无细胞百白破疫苗替代百白破疫苗，增加甲肝疫

苗、流脑疫苗、乙脑疫苗、麻腮风疫苗，至此，纳入国家免疫规划体系的疫苗增加到 14 种。

我国自实施国家免疫规划以来，相关传染病的控制效果显著。以 1978 年首批纳入免疫规划的脊髓灰质炎疫苗、白喉类毒素、麻疹疫苗为例，1994 年，我国发生最后一例本土脊髓灰质炎病例，2006年以后无白喉病例报告，麻疹每 10 万人口的发病人数也从最初的250 人，下降到了 2017 年的 0.43 人。

根据我国 2005 年颁布的《疫苗流通和预防接种管理条例》，疫苗分为一类疫苗和二类疫苗。一类疫苗是指政府免费向公民提供的疫苗，包括国家免疫规划确定的疫苗、省市地区政府在执行国家免疫规划时增加的疫苗；二类疫苗是指由公民自费并且自愿受种的其他疫苗，包括轮状病毒疫苗、水痘疫苗、狂犬疫苗、流感疫苗、HPV 疫苗、肺炎疫苗等，二类疫苗整体接种率相对较低。

作为全球最大的人用疫苗生产国，我国每年疫苗的批签发量为6 亿 ~10 亿瓶（支），具备批签发疫苗的企业达 45 家。2018 年国内疫苗签发量共计达 6.13 亿瓶（支），其中一类疫苗批签发量占 69%，二类疫苗签发量占 31%。

动脉网报告数据显示，我国疫苗产业市场规模在 2005—2015 年的 10 年间，实现了从 65 亿元至 245 亿元的跨越式增长，年均复合增长率达 14%。按此增长率预测，2020 年，中国疫苗市场规模可达470 亿元左右。其中，一类疫苗约占疫苗总产值的 15%，75% 以上由国有企业供应；二类疫苗占疫苗总产值的 85%，以民企和外企供应为主。

2016 年 3 月，媒体曝光大量未经冷链运输的疫苗流入市场，这件事被称为"山东疫苗事件"。事件爆发后，国家高度重视，并于

4月发布《国务院关于修改〈疫苗流通和预防接种管理条例〉的决定》，要求二类疫苗由省级疾控机构在省级招标平台集中采购，生产企业直接或者委托具有冷链运输条件的配送商进行配送，并建立疫苗生产、储存、配送、使用等的过程追溯体系，这也标志着我国疫苗流通全面实施一票制。

2018年7月，"长生生物疫苗事件"再次引起社会关注，民众质疑不断，并直接推动了行业监管的立法。同年11月，《中华人民共和国疫苗管理法（征求意见稿）》公布，对行业准入壁垒、产品质量要求、企业生产及质控要求实行"四个最严"管理；支持疫苗产业发展和结构优化，鼓励疫苗生产规模化、集约化，不断提升疫苗的生产工艺和质量水平；支持疫苗基础研究和应用研究，支持多联多价等新型疫苗的研制；二类疫苗的价格由疫苗上市许可持有人依法自主合理制定；生产、销售的疫苗属于劣药的，处十倍以上三十倍以下的罚款。2019年12月，《中华人民共和国疫苗管理法》正式施行。

重磅新型疫苗，产品为王主导市场

近年来，重磅新型疫苗上市后的迅速放量证明了疫苗品种的重要性。从国际市场上看，重磅新型疫苗已成为市场增长的主要驱动力。2018年全球Top 10疫苗产品销售总额超过了190亿美元，其中辉瑞的13价肺炎球菌结合疫苗、默沙东的HPV疫苗与麻腮风-水痘疫苗、赛诺菲的五联疫苗与流感疫苗、GSK的肝炎疫苗，销售额均突破10亿美元。

新型疫苗包括预防新疾病的、采用新技术制备的和多价多联的疫苗等。新型疫苗的研发技术复杂，且由于疫苗的目标人群都为健康群体而非特定疾病患者，监管机构对疫苗产品的风险评估更为谨慎、严格。疫苗的研发过程通常分为发现、临床前、临床和上市申报等阶段，研发周期可长达 10 年甚至 20 年。漫长的研发过程和大量的资金投入为疫苗研发建立了较高的壁垒，但上市后的庞大市场和高额利润又吸引着很多企业积极投入。

　　13 价肺炎球菌结合疫苗是重磅新型疫苗的代表品种之一，药品如图 2-1-1 所示。据 WHO 统计，肺炎是全球儿童感染性死亡的首要原因。肺炎链球菌是肺炎最重要的致病原菌之一，也是引起中耳炎、脑膜炎和菌血症的主要病原菌。肺炎链球菌对常用抗生素耐药日趋严重，疫苗是降低其耐药率的有效手段之一。13 价肺炎球菌结合疫苗凭借其多价、高保护率、全年龄覆盖等优势，于 2010 年实现在欧盟和美国获批上市，随后全球上市国家数量与销售额迅速攀升。IVAC 数据显示，全球 144 个将肺炎球菌结合疫苗纳入免疫规划的国家和地区中，有 114 个国家和地区选择使用 13 价肺炎球菌结合疫苗。2018 年，13 价肺炎球菌结合疫苗的年销售额为 58 亿美元，市场占有率接近 90%，是全球销售额最大的疫苗品种之一。

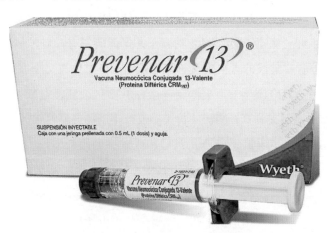

图 2-1-1　13 价肺炎球菌结合疫苗

HPV 疫苗是也重磅新型疫苗的典型代表，其预防宫颈癌效果显著，是世界首个具有预防癌症作用的疫苗。宫颈癌是常见的女性妇科恶性肿瘤，全球每年新发病例接近 60 万人，其中国内患者约 40 万人，致死率高达 50%。我国于 2017 年批准默沙东所产的 4 价 HPV 疫苗佳达修上市，首年批签发量为 35 万剂，2018 年批签发量扩大到 380 万剂，同比增长 991.98%。2018 年 9 价 HPV 疫苗上市之初，批签发量达 122 万剂。2019 年前三季度，佳达修系列产品合计批签发量为 584 万剂，其中 4 价 HPV 疫苗标价 798 元 / 支，9 价 HPV 疫苗中标价 1298 元 / 支。按此计算，仅 2019 年前三季度，默沙东 HPV 疫苗系列产品在我国的销售额已高达 50 亿元。

在人类历史上有记载的 10 次最严重的瘟疫中，有 4 次是流感病毒引起的。其中 1918 年全球流感大流行，直接造成超过 5000 万人死亡。流感已演变为季节性流行病，每年导致约 10% 的成人和近 30% 的儿童感染，其中重症患者达 400 万人左右，死亡人数为 25 万 ~ 50 万。流感是一种持续发生变异的病毒，其通过抗原漂移可使原先接种疫苗所产生的抗体不再起作用。全球卫生机构与科学家通力合作，每年针对病毒进行监测与预测，并据此研制有针对性的疫苗。美国推荐各年龄段的人群均接种流感疫苗，其整体覆盖率在 40% 以上。2019—2020 流感季，美国合计接种 1.72 亿剂流感疫苗，按平均单价 13 美元 / 支测算，美国 4 价流感疫苗年市场规模约 22 亿美元。

2019 年，我国流感疫苗儿童型和成人型的接种率仅为 5.69% 和 8.82%，总批签发量为 2782 万支，其中 3 价疫苗 1811 万支，4 价疫苗 971 万支。3 价疫苗价格为 40 元 ~ 48 元 / 支，4 价疫苗价格为 100 元 ~ 120 元 / 支，由此价格估算，我国流感疫苗年市场规模约 17 亿元，其市场份额如图 2-1-2 所示。随着政府医保支持力度的增加、民众主动接种意愿的增强，我国流感疫苗接种率将会进一步提升，总需求量将达到 5300 万支，整体市场空间有望提升至 60 亿元。

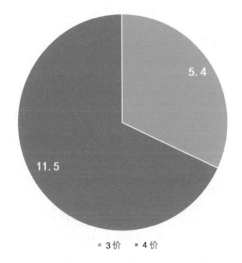

图 2-1-2 2019 年我国流感疫苗市场份额（单位：亿元）

疫苗，终结新冠肺炎疫情的全球希望

截至 2020 年 5 月 5 日，根据美国约翰斯霍普金斯大学的统计数据，全球新冠肺炎疫情病例数已突破 357 万，其中美国新冠肺炎确诊病例突破 117 万。然而，这并不是全球疫情的终点。中国工程院院士、国家呼吸系统疾病临床医学研究中心主任钟南山曾明确指出，抗击新冠还得靠疫苗。要最终控制住疫情，世界上几乎每一个人都要注射疫苗，这意味着要生产至少 70 亿支疫苗，这是人类历史上绝无仅有的。

各国政府机构在不惜一切代价推动疫苗开发，全球已有 115 种新冠疫苗处在研发阶段。海外研发新冠疫苗的企业中进展最快的企业为 Moderna，其已在 2020 年 7 月完成临床 I 期研究并正式对外发表相关数据。美国微软公司创始人比尔·盖茨认为，新冠疫苗最终可能会在 18 个月内，即 2021 年 11 月前出现。

针对新冠的疫苗从研发、审批至生产，整个环节必将提速，但仍须注重衡量疫苗的两个重要指标：安全性和有效性。安全性所考量的是当疫苗施用于人体时是否安全，一些轻微的副作用（如轻微发烧或注射部位疼痛）是可以接受的，但不能因为接种了疫苗而得病。而有效性是指疫苗对人感染某种疾病的保护程度。虽然理想情况下我们希望疫苗 100% 有效，但实际上并不是每个人在接种之后都能获得免疫（如流感疫苗）。

2019 年，国家工信部牵头推动疫苗行业整合重组，通过提高行业准入门槛，加强产业质量监管，鼓励集团化发展，完善招标采购，逐步提高了疫苗行业的集中度。作为非国有企业的标杆，艾美疫苗集团是一家专注于人用疫苗研发、生产、销售及冷链物流配送的全产业链疫苗集团。集团已控股艾美汉信、艾美康淮、艾美卫信等 6 家子公司以及 1 家疫苗研究院，拥有药品生产许可证 4 项、药品经营许可证 2 项、药品注册批件 9 项、GMP 证书 7 项和 GSP 证书 2 项，产品包括乙肝疫苗、甲肝疫苗、狂犬疫苗、腮腺炎疫苗、出血热疫苗、流脑疫苗等。

此次新冠肺炎疫情初始，我国科技部就将疫苗研发作为主攻方向之一。2020 年 4 月，艾美疫苗集团宣布，与浙江鼎持生物制品有限公司合作研发的纳米颗粒新冠疫苗已获得阶段性成果，该疫苗成为具有自主知识产权的纳米颗粒候选疫苗。纳米颗粒新冠疫苗是一种亚单位蛋白疫苗，本身不包含新冠，安全性高。同时，该疫苗能呈现出与新冠类似、冠状刺突蛋白整齐排列的病毒外壳结构，并且利用哺乳动物细胞进行生产，表达的表面抗原更接近天然形式，具有技术先进、免疫原性高等优势。

根据粤开证券研报内容，目前新冠疫苗研发上有 6 条技术路线，包括减毒活疫苗、灭活疫苗、重组基因工程疫苗、腺病毒载体疫苗、核酸疫苗（mRNA 疫苗和 DNA 疫苗）以及减毒流感病毒疫苗载体制成的疫苗。各种技术路线生产的疫苗有其自身优缺点，所有技术路线的目的最终都是让接种机体获得病原体有效抗原成分刺激，获得免疫应答，产生抗体保护。

据中国疫苗行业协会统计报告，国内 32 家企业正在开展新冠疫苗的研发，4 个疫苗已获批进入临床试验阶段。其中腺病毒载体疫苗首个获批进入临床研究，已于 2020 年 3 月底完成了一期临床试验受试者的接种工作，并于 4 月 9 日开始招募二期临床试验志愿者，是全球首个启动二期临床研究的新冠疫苗品种。我国的疫苗研发进程已经走在世界前列，我们期待新冠疫苗早日成功上市，全球疫情尽快结束，人类免受新冠肺炎的感染。

— 2.2

乙肝用药：从仿制到创新，从抑制到治愈

创新药的研发要 8~10 年的时间，而仿制药 2~3 年就能完成，由此仿制药成了现阶段中国药企的主要利润来源，即以仿养创，而未来的突破点一定在于创新。广生堂已有 5 款创新药在研发中，我们正向着治愈乙肝的峰顶快速攀登。

—— 福建广生堂药业总经理 陈迎

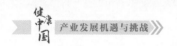

发病数最多的乙类传染病，用药需求庞大

肝病在我国是一种常见病和多发病，通常泛指病毒性肝炎、酒精性肝病、脂肪肝、肝硬化和肝癌等几类。在上述肝病中，患病规模最广、危害最大的当属病毒性肝炎。2020 年 4 月，国家卫健委发布的《2019 年全国法定传染病疫情概况》中指出，在我国所有乙类传染病中，病毒性肝炎发病数位列第一，全年报告发病数 128.7 万例。而当年丙类传染病中流行性感冒的发病数为 353.8 万例，即病毒性肝炎的发病率大约为"流感"发病率的 1/3。

病毒性肝炎因致病病毒的不同主要分为五类，分别是甲型（HAV）、乙型（HBV）、丙型（HCV）、丁型（HDV）、戊型（HEV）。乙型肝炎（简称乙肝）虽然在命名上位列第二，却是病毒性肝炎中危害最大、发病率最高的。2019 年，我国乙肝发病数超过 100 万例，每 10 万人中的发病人数达到 71.77 人，占病毒性肝炎发病数的 77.9%，死亡数占病毒性肝炎死亡数的 77.7%，如图 2-2-1 所示。

（单位：人）

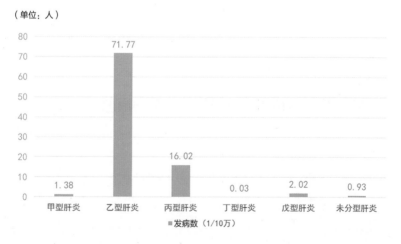

图 2-2-1　2019 年我国各类病毒性肝炎发病数

　　不只在我国，乙肝同样是全球面临的主要疾病之一。世界卫生组织公开发布的《2017 年全球肝炎报告》中的数据显示，2015 年，全球有 2.57 亿人染有乙肝病毒，且导致了每年约 88.7 万人死亡。各区域间的乙肝病毒感染者数量差异很大，非洲区域和西太平洋区域的情况最为糟糕，约占总感染人数的 68%。在亚洲，乙肝病毒的地方性流行程度各不相同，多数亚洲地区为中、高流行区，少数为低流行区。中华医学会制定的《慢性乙型肝炎防治指南（2019 版）》中，将我国定义为乙肝病毒高感染流行地区。1992 年，我国一般人群乙肝表面抗原阳性率高达 9.75%。据此推算，当时我国慢性乙肝病毒携带者约为 1.2 亿人。随着预防手段的不断加强，2018 年我国乙肝病毒携带者人数降至 7000 万人。

　　减缓乙肝病毒在我国传播的首要药物防线是相关疫苗。我国于 1983 年开始了对血源性乙肝疫苗的研究，1985 年获得生产许可。1992 年，我国开始引进美国默沙东公司的重组酵母乙肝疫苗生产工艺，实现了更高的安全性、更大的产量、更低的成本的疫苗生产。经过不断的发展，2005 年，国务院下发条例，新生儿乙肝疫苗预防接种实现了全额免费。国家免疫规划预防接种信息系统数据显示，2015—2018 年，中国记录的新生儿首剂次乙肝疫苗及时接种率和全程接种率分别持续保持在 90% 以上和 95% 以上。

　　即便乙肝发病率已呈逐年下降趋势，但在现有乙肝病毒携带者中，仍有约 3000 万名慢性乙肝患者。虽然乙肝抗病毒药物在我国已经实现普遍生产，但实际接受规范治疗的患者却不足 20%。出现这种情况的主要原因是公众对乙肝的认知度低，加之公众对乙肝患者的歧视，导致乙肝的诊断率和治疗率均较低。随着人民收入水平的提高、健康意识的增强、抗病毒药品价格的下降，以及医疗保险的全覆盖等,我国将会有更高比例的患者接受抗乙肝病毒的规范治疗。因此,乙肝用药未来仍有较大的市场成长空间。

慢性乙肝难以根治,用药周期漫长,治疗费用高昂。2014年病毒性肝炎患者人均医药费用达7747.9元,药费占比达58.4%。中国医药商业协会的数据显示,近年来我国肝病用药医院的市场销售额保持稳定的增长势头,由2010年的210.6亿元上升至2019年的739.9亿元,如图2-2-2所示。伴随患病人群的不断扩大、疾病谱的改变、新药的研发、政策的合理推动、人口医疗理念的不断改变等因素,我国乙肝用药市场仍将维持高速增长趋势。

（单位: 亿元）

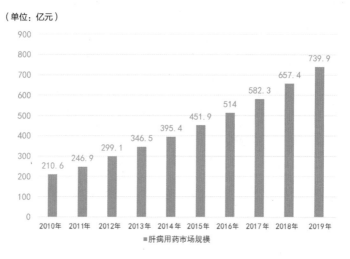

图2-2-2 2010—2019年肝病用药医院市场销售额

患者治疗的持久战,新药研发的竞技赛

乙肝的临床特点是表现多样化,且易发展为慢性肝炎、肝纤维化和肝硬化,少数患者病情会进一步恶化成原发性肝癌。根据病理阶段的不同,乙肝又可分为急性病毒型乙肝和慢性乙肝。例如,检测指标为 HBsAg（乙型肝炎表面抗原）阳性和 HBcAg（乙型肝炎核心抗原）的抗体免疫球蛋白 M 阳性即为急性乙肝，这类患者只要及时治疗，大部分可痊愈且终生具有免疫力。但如果是在儿童期感染乙肝病毒，则很难痊愈，因此在儿童期感染乙肝病毒的人成为慢性乙肝患者的主要来源。慢性乙肝患者经抗病毒治疗后，可以在一定时间内维持病情稳定，但病毒无法根除，病情发展过程如图 2-2-3 所示。患者 5 年内发展为肝硬化的概率为 12%~25%，肝硬化 5 年内发展为肝癌的概率为 6%~15%，而肝癌的 5 年内死亡率则高达 90%。

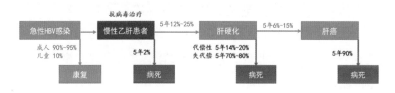

图 2-2-3　乙肝病情发展过程

　　乙肝的治疗较为复杂，包含抗病毒治疗、免疫调节治疗、抗感染治疗和抗纤维化治疗，其中抗病毒治疗是关键。作为中国肝病学界重要的技术指导性文件，《慢性乙型肝炎防治指南（2019 版）》也强调了抗病毒治疗和增强免疫预防的重要性，指出要使用核苷（酸）类似物抗病毒药、干扰素类药物、免疫调节剂和保肝护肝类药物联合治疗。

　　乙肝抗病毒药物的主要治疗原理是抑制病毒复制。HBV 病毒的基因组是一个有部分单链区的环状双链 DNA 分子，与反转录酶、DNA 结合蛋白、核心抗原 HBeAg 构成 HBV 的核壳，与外膜形成一个完整的 HBV 病毒。在病毒变异性的影响下，HBV 目前被分为四个亚型，不同亚型核苷酸变异率约为 10%，同亚型的变异率在 2% 左右，这种基因组的多态性是 HBV 高变异率的基础。因此，到目前为止，没有一种疗法和药物可以根除 HBV 病毒。患者一旦停药或产生耐药性，病毒就会卷土重来，导致患者病情加剧。这就意味着，目前针对乙肝的主流治疗法是一场持久战，病患对药物的依赖是长期甚至终生的。

20世纪90年代初期，人类对乙肝的有效治疗手段极其有限，除1991年FDA通过的Merck公司的干扰素Intron-A外，没有其他药物在临床试验中被证明是对治疗乙肝有效的。而即便是过审的Intron-A，也只能对30%~40%的受治疗患者产生效果。而且注射干扰素又有价格昂贵、副作用多、适用人群少的缺点，因此始终无法成为最佳的治疗选择。

直到1998年，葛兰素史克公司的口服药物拉米夫定被FDA批准用于乙肝治疗。最早作为抗HIV（艾滋病病毒）药物使用的拉米夫定，后来被发现有抑制HBV复制的特点。与干扰素相比，拉米夫定的副作用少且适用人群广泛，在干扰素治疗失败的患者身上依旧可以有与初次接受治疗的患者相仿的有效率。受HBV高变异率的影响，病毒抗药性很快就出现了，23%的患者在使用拉米夫定一年后即被发现产生了病毒抗药性，这一比例到第五年的时候上升到了65%。从此乙肝药物的研发变成了一场人类与病毒抗药性的竞技赛。

在拉米夫定被用于临床4年后，第二代药物阿德福韦酯于2002年被FDA批准用于乙肝治疗。相较于拉米夫定，阿德福韦酯用药后产生耐药性的患者较少，一年后的耐药率为3%，用药5年后的耐药率为29%。随后，在2005年、2006年，新药物恩替卡韦及替比夫定相继上市。其中后者替比夫定的安全性较好，是迄今为止唯一被FDA批准的妊娠B级乙肝核苷（酸）类似物药物，但其最大缺点是耐药率高，连续使用药物两年后的耐药率高达22%。而前者恩替卡韦在这一方面却表现优异，用药一年后的耐药率仅为0.1%，用药5年后的耐药率仅为1.4%，抗病毒效能也更强。但遗憾的是，既往已经对药物产生抗药性的患者在使用恩替卡韦 5 年后，抗药比例接近50%，因此该药仍有较大的局限性。

现阶段慢性乙肝患者的治疗首选药物是 2008 年通过 FDA 批准上市的替诺福韦酯。其抗病毒效能与恩替卡韦相仿，而长期用药的耐药率为 0%，对于既往已产生耐药性的乙肝患者，治疗效果也同样显著。

2018 年 11 月，富马酸丙酚替诺福韦片获批上市，也被称作替诺福韦二代。与上一代替诺福韦酯相比，二代的剂量仅为老药的 1/10，每天口服一次即可，耐药性更好，对骨骼和肾脏的毒副作用也更小。

艾美达数据库的数据显示，2018 年，国内样本公立医院的口服核苷（酸）类药物和干扰素的销售规模分别为 27.31 亿元和 4.72 亿元。由于干扰素治疗乙肝副作用较大，近 3 年，来国内样本公立医院干扰素销售规模由 2016 年的 7.14 亿元逐步下滑至 2018 年的 4.72 亿元。而在核苷（酸）类乙肝药物中，恩替卡韦仍以超过 60% 的市场占有率位列第一。

上述各类核苷（酸）类乙肝药物的主要信息如表 2-2-1 所示。

表 2-2-1　主要核苷（酸）类乙肝药物信息

	拉米夫定	阿德福韦酯	恩替卡韦	替比夫定	替诺福韦酯
上市时间	1998 年	2002 年	2005 年	2006 年	2008 年
治疗范围	—	拉米夫定耐药患者	—	孕妇	—
5 年期清除率	1%~3%	2%~5%	5%	0.5%~1.3%	10%
5 年期耐药性	65%	29%	1.4%	—	0%
疗程	长期	长期	2 年以上	—	2 年以上
专利到期时间	2006 年	2018 年	2009 年	2019 年	2017 年
是否纳入医保	是	是	是	是	是
是否为 2019 国家基药	否	否	是	否	是

一致性评价，保障便宜有好药

随着上述乙肝药物的出现及专利的不断到期，国内乙肝类仿制药市场快速扩大，极大地刺激了我国乙肝用药市场的快速发展。例如，时至今日在国内市场上的占有率仍居高不下的恩替卡韦，其占有率高除得益于较好的实际药效外，也得益于 2010 年便已实现国产仿制这一因素。

仿制药是相对于原研药的一个概念，两者具有相同的化学构成，可以称为通用名药。按照国际惯例，在原研药专利期满后，就允许其他药厂研制化学名相同的通用名药。恩替卡韦由于专利期短、抗病毒高效、耐药发生率低，成为我国药厂的重点仿制药品。通常原研药因较长的研发试验周期与资金投入，价格较高，而仿制药往往价格低廉，例如，恩替卡韦仿制药的价格平均不到原研药的 70%。然而，药品不能光对比价格，还要比较疗效、不良反应等，虽然是一样的药品，但杂质的含量、生物利用度、副作用等都可能存在差异，临床上的安全性和有效性自然就不同。为控制仿制药品质，我国提出了"一致性评价"要求。

2012 年，国务院发布《国家药品安全"十二五"规划》，提出包括国产仿制药、进口仿制药和原研药品地产化品种，均须开展一致性评价。一致性评价相关政策于 2016 年前后密集发布：①非基药口服药产品自首家品种通过一致性评价后，同品种原则上应在 3 年内完成一致性评价；②同一个药品品种已经有 3 个通过一致性评价的，集中招标采购将不予采用其他品种；③ 2018 年年底前无法通过一致性评价的，其药品批文过期后予以注销，有效期为 5 年；④自第一家通过一致性评价后，3 年后不再受理其他药品生产企业的同品种一致性评价申请……一致性评价一系列政策的出台，终极目的是提高仿制药质量，鼓励新药的研发。

　　作为我国乙肝药物生产企业代表，A 股上市公司福建广生堂是目前国内唯一同时拥有替诺福韦、恩替卡韦、拉米夫定、阿德福韦酯四大核苷（酸）类抗乙肝病毒临床优选用药的企业。如图 2-2-4 所示。其公司主要产品恩甘定－恩替卡韦、福甘定－替诺福韦、阿甘定－阿德福韦酯，均已顺利通过一致性评价，加速了仿制药对原研药的进口替代，为慢性乙肝患者提供了更多优质、优价的用药选择。

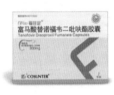 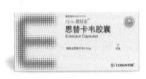

 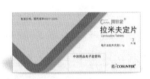

图 2-2-4　国内主要核苷酸类乙肝仿制药

　　与此同时，国家药品监督管理局已于 2019 年 11 月受理了福建广生堂关于富马酸丙酚替诺福韦片（TAF）的生产注册申请。TAF 的抗乙肝病毒药效更为显著，其剂量仅为富马酸替诺福韦二吡呋酯胶囊的 1/12，效果却与后者相当，大幅降低了不良反应风险，且没有肾毒性和骨骼毒性的不良反应。广生堂已完成 TAF 与原研药品的体外质量与体内疗效的一致性评价，有望于近期获批，投放市场。

　　许多肝病治疗的一二线药物价格昂贵，而中国的乙肝发病患者大多数分布于农村地区，对于长期用药的乙肝患者来说，很多人无力支撑。一方面，降低药物开销靠国内优质仿制药的不断补充；另一方面，在国家医保和带量采购的双重作用下，患者的负担得以大大减轻。

我国政府对于乙肝药品医保报销问题也十分重视。2016 年，当时的国家卫计委选取五个重大疾病专利药作为降价谈判试点，其中就包括替诺福韦酯。通过谈判，药价降幅达 50% 以上。

而带量采购是指由国家联合采购办公室组织的明确采购数量和采购周期的采购模式，集中采购地区的所有公立医疗机构和军队医疗机构均参加，医保定点社会办医疗机构、医保定点零售药店可自愿参加。各医疗机构根据带量采购价格与中标生产企业签订带量购销合同，中标企业通过配送商将药品直接供应给终端医疗机构。在 2018 年 12 月的"4+7"城市药品带量采购议价谈判中，乙肝仿制药恩替卡韦中标价格下降 94%，单价仅为美国的 5%；仿制药富马酸替诺福韦二吡呋酯片价格的降幅也达 96%，单价不到美国的 5%。服用仿制药恩替卡韦的乙肝患者从每月 600 元左右的开销降至 18.6 元；服用仿制药替诺福韦的乙肝患者从每月 400 元左右的开销降至 17.7 元。

低廉的价格也促使仿制药企业开始在创新药研发领域大幅发力。早在 2015 年，福建广生堂就已投入乙肝治愈性药物的研发，并独家提出乙肝临床治愈路线图"登峰计划"：通过 GST-HG131/GST-HG121、GST-HG141 及现有核苷（酸）类抗病毒药物多靶点联合用药，有望实现功能性治愈乙肝甚至彻底治愈乙肝。该开发构思与 2017 年美国肝病研究学会和欧洲肝脏研究学会提出的关于乙肝治疗终点的共识声明完全吻合，且更早提出并实施。不仅广生堂一家企业，2018 年，中国肝炎防治基金会也发起了中国慢性乙肝临床治愈

"珠峰"工程。该项目计划用 3 年左右的时间，入组 3 万名核苷（酸）类药物经治乙肝患者，通过规范化治疗，使 1 万名左右的患者获得临床治愈。项目筛选了 25 家医院作为项目示范基地，选择了 100 家医院作为项目分中心，共同参与慢性乙肝临床治愈推广工作。相信随着医药研发人员的不断努力，不久的将来会出现能完全治愈乙肝的创新疗法，给众多的乙肝患者带来康复的希望。

── 2.3 ──────────────────────────
基因检测，开启精准医疗新纪元

> 泛生子基因科技最早服务于临床癌症患者，帮助癌症患者发现病因、精准治疗、延长生命。过去 5 年，泛生子基因科技已帮助中国肝癌患者延长生命累计超过 200 万天。未来 10 年，我们要让中国每年 38 万的肝癌死亡人数降低 80%。
>
> —— 泛生子基因科技高级副总裁　雷丽

基因，被誉为"上帝的秘密"，决定了人的外貌、智力，甚至性格。随着精准医疗时代的到来，基因正在引导预测医学的发展，并已被应用于疾病的预防、诊断、治疗等各个环节。基因检测涉及的学科和业务领域极为广泛，从社会新闻常常提到的司法鉴定到鲜为人知的生物多样性研究，从医药研发到全生命周期的健康管理，基因检测技术都可以作为工具，从基因的角度有的放矢地配合研发与服务。

从检查病灶，提前到检查基因

随着人类人均寿命的增长，人们开始面临越来越严重的癌症威胁。2019 年 1 月，国家癌症中心发布了中国癌症统计的最新数据：2015 年度恶性肿瘤发病约 392.9 万人，死亡约 233.8 万人。平均每天超过 1 万人被确诊为癌症，每分钟有 7.5 个人被确诊为癌症。报告还显示，近 10 多年来，中国恶性肿瘤发病率每年保持约 3.9% 的增幅，死亡率每年保持 2.5% 的增幅。

我们身边发生着太多这样的不幸。2019 年 12 月，33 岁的首钢男篮队长吉喆因肺癌去世，其 2018 年 8 月被确诊为癌症时，就已是肺癌中晚期，治疗难度极大；2020 年 1 月，著名主持人赵忠祥因鳞状细胞癌去世，令人遗憾的是，2019 年年底其因身体不适就医检查时，才发现癌症且癌细胞已经扩散。我们由此可以发现两个值得深思的问题：首先，对多数癌种来说，越晚发现越难治愈；其次，对很多人来说，一年一度的健康体检对癌症的筛查能力极为有限。

"早发现、早治疗"已成为我国当前最为提倡的健康管理方式。同时，美国癌症协会在 *CA: A Cancer Journal for Clinicians* 杂志上发布的 "2017 癌症统计" 数据也表明：通过早期筛查，近 20 年来美国癌症死亡率下降了 25%，相当于减少了 210 万的死亡人数。除死亡率下降外，早期发现还会使治疗成本大幅降低。以肝癌为例，如果发现得早，一个切除手术只要 3 万～5 万元，而中晚期肝癌患者的支出则大大提升，使用靶向药治疗的成本每年大约为 30 万元。从患者体验和财力负担的角度来说，癌症诊疗的重心前移是大势所趋，"早筛"显得越来越重要。

目前国内普遍的常规年度体检中，也有涉及癌症早期筛查的项目，包括 B 超、低剂量螺旋 CT、传统肿瘤标志物检测等检查。其中

B 超对于肿瘤大小有一定要求，直径小于 3cm 的肿瘤就很容易出现漏检；低剂量螺旋 CT 虽然识别度更为清晰，但因有副作用且设备昂贵，因此难以普及；而传统肿瘤标志物检测则极易出现假阳性或假阴性，除前列腺癌特异抗原（PSA）之外，权威的医学指南并不推荐用肿瘤标志物检测来筛查癌症。

　　鉴于以上检测各有不足之处，在基因技术的发展推动下，人们开始将目光移到肿瘤形成前的一步——血液中 DNA 的异常。由此，在基因检测行业发展出大众容易混淆但又截然不同的两项医疗服务：癌症遗传风险评估与癌症早期基因筛查。

　　癌症遗传风险评估是通过对 DNA 中遗传易感基因进行检测，以此判断测试者遗传物质中具有的患癌可能性，主要作用在于风险预防与重点关注。例如，著名影星安吉丽娜·朱莉，在 2013 年通过癌症遗传风险评估，检测到自己的基因中存在 BRAC1 突变，意味着她患乳腺癌的风险高达 87%。面对这一极高的概率，综合其他因素考虑，最终，朱莉决定切除乳腺，实现彻底预防根除。

　　而癌症早期基因筛查，通常是指 ctDNA（循环肿瘤 DNA）检测，其具体过程和普通的验血一样，通过抽取检测者血液，在正常 DNA 中查找是否存在特定碱基突变和 DNA 甲基化等异常的 DNA，以及是否有肿瘤细胞脱落或破裂后向血液循环系统释放的 ctDNA 碎片，以人体分子层面的变化，判断检测者是否已经罹患癌症，或者是否已处于尚未形成实体肿瘤的癌症极早期阶段，如图 2-3-1 所示。因为只要约 10 毫升的血量就可以达到检测需求，所以避免了传统肿瘤切片模式开刀取样的痛苦，对患者来说也是更容易接受的检查方案。

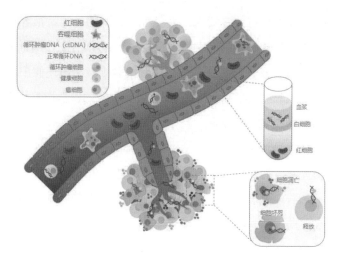

图 2-3-1　人体血管内 ctDNA 示意

从药物盲试到靶点精准治疗

基因检测不仅能为预防者和检测者的癌症早期筛查提供服务与支持，对于已确诊癌症的患者，由基因检测实现的癌症精准治疗同样意义重大。早在 2015 年，美国时任总统奥巴马就在国情咨文演讲中提到，"精准医疗正带领人们战胜肿瘤和糖尿病等疾病，通过个性化预防和个性化治疗促进健康"。

时至今日，在全球人类基因组计划（HGP）、肿瘤基因组计划（TCGA），以及各国 10 万人基因组计划等的共同努力下，基因技术得以快速发展。如今通过基因检测，我们可以更为有效地找到诸多疾病的治疗靶点，实现精准用药，这种医疗手段已逐渐成为今日重要的癌症诊疗方法。

1997 年，首个以 CD20 为靶点的癌症靶向药美罗华（rituximab）获得 FDA 批准被用于治疗非霍奇金淋巴瘤，由此癌症靶向药物陆续在美国获批上市，目前，FDA 批准的超过 167 种药物在使用前需要了解使用者的基因信息。中国方面，2005 年，随着国家食品药品监督管理总局（CFDA）[①]的一纸上市批文，由阿斯利康研发的吉非替尼应时进入中国市场，开启了靶向药进入中国的大门。至今，中国市场已有数十种上市靶向药物。

通过基因检测精准使用靶向药物的意义在于，在大量癌症病例中，导致同类癌变的突变基因往往不尽相同，同种药物对同类疾病不同患者的疗效差异也会很大，而不同疾病有时却又可以用同种药物获得很好的疗效。从前人们根据癌症的形态学特点将癌症分类，而现在随着基因检测技术的发展，人们对癌症的认识开始深入到分子层面，对传统诊断形成了良好的补充。图 2-3-2 所示为基因检测参与诊疗服务的交互过程。

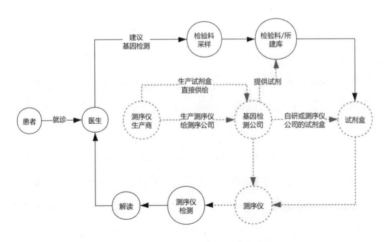

图 2-3-2　基因检测服务诊疗过程

---

① 2018 年 3 月，根据第十三届全国人民代表大会第一次会议批准的国务院机构改革方案，将国家食品药品监督管理总局（CFDA）的职责整合，组建中华人民共和国国家市场监督管理总局；不再保留国家食品药品监督管理总局。

基因检测可以提高靶向药、PD-1/PD-L1 等免疫抑制剂的精准作用，避免大量"盲试"带来的经济损失和治疗时间窗口损失。以二代基因测序技术为基础，找到患病个体的关键靶点，让"个体化用药"走进临床，同时通过基因检测，可以预估患者对各项药物的耐受度，医生能够根据患者的遗传信息进行有针对性的癌症治疗，一旦发现耐药现象，可即时筛选、更换新的靶向药物。

行业尚处早期阶段，巨大市场引发投资热潮

基因测序技术发展至今，共经历了三代革新，每一代的测序技术都具有各代不同的优点与不足，所以三代测序技术间彼此呈现互为补充的角色。其中，二代测序技术是现在应用最为广泛的，三代测序技术仍处于科学研究阶段。

行业发展生命周期一般可分为四个阶段：萌芽期、成长期、成熟期、衰退期。目前，基因检测行业整体正处于市场增长较快但市场渗透率不高的萌芽期。随着二代技术开始应用于市场，2015 年被视为中国乃至全球基因检测大规模应用的元年，从而带动了整个基因检测行业的发展。时至今日，基因检测业务仍以二代测序技术应用为主。

据 BCC Research 统计，2012—2015 年全球基因检测市场规模年增长率基本维持在 10%~30%，到 2018 年快速增长至 117 亿美元。虽然我国基因检测市场渗透率较低，但如果按基因检测龙头企业华大基因 20%~30% 的市场占有率倒推计算（其 2014—2017 年营业收入分别为 11 亿元、13 亿元、17 亿元、21 亿元），则中国基因检测市场整体规模可达百亿元，年均增长速度约为 20%。加上目前我国无创 DNA 产前筛查（NIPT）市场得到了较好的开展，基因检测在肿瘤等诸多疾病领域尚存在很大的市场开拓空间。

　　较高的市场增速与大量资本的投资加持不无关系。近年来，全球范围内有多家以基因检测为主的生物科技公司拿到了巨额融资，而其中大部分企业是以"癌症基因早期筛查""基因检测疾病精准治疗"的相关技术与业务为主的。据不完全统计，我国仅 2019 年就完成了二十余起基因检测行业的投融资事件。

　　从行业整体融资情况来看，基因检测行业依然是目前医疗健康领域的投资风口之一，且资金头部效应趋渐显现。投资机构更加倾向于应用领域清晰、技术创新趋势明显、研发进展快速的企业。例如，我国专注于癌症基因组学研究和应用的生命科学企业泛生子，已在 2020 年 6 月正式在纽约纳斯达克交易所挂牌上市，在使用绿鞋机制（超额配售选择权）前合计募资约 2.6 亿美元，刷新了全球癌症精准医学领域最大 IPO（首次公开募股）规模记录。

　　从产业链角度剖析，基因检测产业链的上、中、下游分别是：以设备、试剂、耗材生产及信息软件与平台研发为基础的上游企业；面向终端用户提供基因检测服务，通过购买上游企业生产的设备和配套试剂，为下游客户提供基因检测服务的中游企业；包括医疗机构、科研机构、药企和个人用户等需要基因检测服务的下游机构或个人。

　　从 2019 年度整个产业内的投资情况来看，资金流向相对集中在中游应用环节。上游和中游产业链的融资资金比例为 4∶6。相比 2018 年，基因检测产业上游的融资占比有所上涨，这得益于国产仪器、设备、耗材制造商的崛起，同时也得益于部分中游龙头技术企业逐步向产业链上游扩张。2019 年 7 月，贝瑞基因宣布与 Illumina 合作研发 NextSeq CN500 基因测序仪；同年 11 月，泛生子也正式宣布其测序仪 GENETRON S5 已经通过国家药品监督管理局（NMPA）审查，正式获批上市，拿到了上游市场的入场票。

从昂贵到普惠，垂直细分的市场化道路

相比其他产业，生物科技行业往往需要更长周期的深耕细作。从差异化的技术核心，到良好的商业化产品成型，再到消费市场、支付方的认可，其间需要很长的培育过程。作为以技术发展为核心驱动的基因检测行业，如何在保持技术领先的同时，更快地与市场需求相连接，已成为近年来生物科技产业链中游应用企业的首要功课。

以"泛生子"为例，其自2013年成立之初，就始终将技术放在核心位置，不仅有肿瘤基因组学领域著名的科学家阎海作为首席科学家，同时与美国杜克大学、约翰霍普金斯大学等机构建立了长期深入的合作关系。该企业拥有中、美双研发中心，5家已通过CAP和CLIA双认证的总面积超过10000平方米的医学检验实验室，技术及研发人员占比高达1/3。其主要相关业务体系如图2-3-3所示。

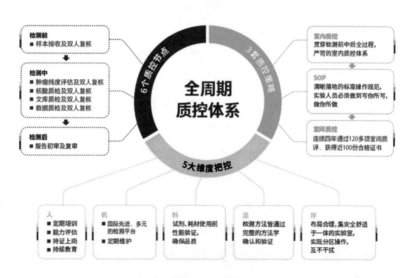

图 2-3-3　行业代表泛生子的现有业务体系

泛生子将自身业务划分为三个主要业务板块：诊断与监测、癌症早筛和药企服务。从团队专长领域出发，泛生子已开发出的诊断和检测服务及产品涵盖了中国十大主要癌症类型中的八种，包括肺癌、肝癌、结直肠癌、膀胱癌、乳腺癌、胃癌、甲状腺癌和脑肿瘤。通过与全国几百家医院、30 余家生物制药公司和研究机构合作，泛生子正在实现产品与服务向产业链下游的延伸。

当拥有核心技术并与市场充分对接后，要实现消费级基因检测，还要具有大众消费属性，主打产品和成本控制在其市场竞争中扮演着重要角色。前者影响用户群体的切入角度，后者决定了其能否凭借更低的价格、更准确的检测结果、最多的覆盖检测项目来获得大量用户。

在产品方面，众多提供临床级基因检测的公司中，有近 70% 的公司把肿瘤诊断与治疗作为重点发展业务。其中华大基因、贝瑞基因等头部公司，成立时间较长，已凭借 NIPT 类业务成为行业巨头或接近上市规模，在肿瘤业务线上具有资金、品牌等优势。泛生子基因、燃石医学、世和基因等约 10 家公司则选择专门布局肿瘤基因检测，且已初步获得市场认可。但由于肿瘤疾病比较复杂，市场尚未成熟，这些企业仍然面临传统检测手段的竞争。该领域的产品也多基于已被公开验证的基因突变类型，呈现一定同质化倾向。因此，深耕某些细分癌种的公司将在未来一段时间内更具竞争实力。

在费用方面，基于第一代基因测序技术，美国科学家于 1990 年首次提出人类基因组计划时，对人体细胞内所有遗传物质进行检测的测序成本约为 1 亿美元。2007 年，同样的检测，成本下降了 90%，约为 1000 万美元。随后在 2009 年左右，平均每个全基因组的测序成本约为 10 万美元。2014 年，测序成本跌破了 1000 美元。仅仅一年后，美国测序仪巨头 Illumina 宣布，其最新技术已将个人基因组测序成本降至 100 美元。不过由于上游测序设备与技术在中游应用企业的普及程度不尽相同，我国目前市场上测序产品的价格在数千元至上万元不等。

2016 年，被列入国家"十三五"科技发展重大专项的"中国精准医疗计划"宣布，在 2030 年之前，我国将在精准医疗领域投入 600 亿元。伴随三代测序技术的发展，作为精准医疗基础应用的基因检测技术，定将推动细胞免疫治疗、基因编辑、肿瘤靶向用药等技术领域实现跨越式突破，并正式开启精准医疗的新纪元。

—2.4

中医药临床疗效显著，抗击疫情勇担当

面对新冠肺炎疫情这场严重的全球公共卫生突发事件，中医药发挥了不可替代的作用，抗疫临床疗效显著，获得了国内外的高度认可。康缘药业第一时间完成了新冠肺炎中药协定方生产并送达抗疫一线，累计向湖北等地捐赠 4453 多万元的爱心款项和物资，独家品种热毒宁注射液入选国家卫健委《新型冠状病毒肺炎诊疗方案（试行第六版）》和《新型冠状病毒肺炎诊疗方案（试行第七版）》。未来康缘药业将继续加大研发投入，推动中医药守正创新、高质发展。

—— 江苏康缘集团副董事长 凌娅

中药优势独特，临床疗效显著

中药在我国已经具有几千年的传统历史，在人类医学发展史中占据重要地位。在常见病、多发病、慢性病及疑难病症、重大传染病防治中，中药的作用得到了进一步彰显。

我国民众习惯将中药以外的药物统称为"西药"。西药主要通过

作用于人体内特异的靶点，进入人体后在特定的系统、组织甚至器官中呈现较高分布，并集中作用，进而缓解、控制疾病症状。西药中，化学药在临床用药份额中占比最大，多由化学合成产物构成。以阿司匹林为例，其又名乙酰水杨酸，由水杨酸和乙酸酐反应制得。将阿司匹林及其他水杨酸衍生物与聚乙烯醇、醋酸纤维素等含羟基聚合物进行熔融酯化，使其高分子化，所得产物的抗炎性和解热止痛性比游离的阿司匹林更为长效。化学药在抑制急病病痛及恶化病理上有良好疗效，但同时伴有一定的毒副作用，若长期服用，人体很容易产生耐药性。

中药多由天然的植物或矿物质构成，经过中医炮制和制剂技术工艺加工而成，通过调节人体的整体机能，调理发病脏器的平衡，实现消除疾病的目的。大多数中药是通过胃肠吸收进入血液的，其代谢产物须经过肝脏解毒、分解后由肾脏排泄。中药大多有害成分少，故肝肾的负担也相对较小。同时，中药外治施于体表，且因人施治，可以随时观察疗效和耐受情况来灵活调整用药。只要施治配药得当，副作用一般较小，且具有预防保健功能，适合长期服用。最重要的是，通过中药调理治疗疾病，药效稳定，容易达到治疗疾病的目的。

中药应用是中华民族五千年来的医学实践，临床疗效明确。著名中医郭博信先生在 2019 年出版的《中医治大病实录》中分享了很多疑难杂症的真实医案，其中一个关于重症心肌梗死的案例让人记忆深刻。北京某患者患有心肌梗死，先后置入 10 个支架后复发，经冠状动脉造影发现，右冠状动脉中段 100% 栓塞，其他部位也有 70%~90% 的狭窄，因无法继续置入支架，暂以球囊扩张疏通缓解，尽量推迟不可避免的心脏搭桥手术。后寻求中医治疗，前后服药 62 剂，心悸、心慌等症状皆消，多年失眠、气力不足、易烦躁等不适症状明显减退。

中医药疗效显著，但因组成成分复杂、作用环节多样，中药的

"药效物质基础"，即共同发挥药效的具体是哪些成分一直待研究清楚，这在一定程度上阻碍了中药的国际化发展进程。中国药科大学李萍课题组提出了"等效成分群"概念，认为中药具有多成分、弱效应、协调整合作用的特点，其整体药效的发挥不是单一成分药效的简单加合，而是存在成分间多层次、多环节、多维度的非线性作用。李萍课题组的研究在中药复方整体的基础上，遵循原方成分含量比例，评估"部分"对"整体"的贡献，从众多成分中寻找能基本代表原方疗效的"等效成分群"，如图 2-4-1 所示。

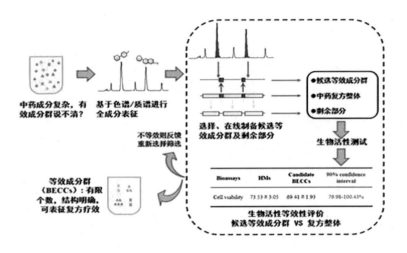

图 2-4-1　中药等效成分群发现策略

以复方丹参滴丸为例，该课题组从中发现了一个由 18 个成分组成的等效成分群，其总含量为复方制剂的 15.01%，可视作复方制剂的有效组分"标示量"。该成分群在细胞模型和大鼠心肌梗死、缺血再灌注模型上均呈现出与复方丹参滴丸相当的药效。据此建立的以"等效成分群"为标示量的质控方法，为该品种在美国 FDA 临床试验提供了重要的方法与技术支撑。

行业发展高成长性，产业集中态势趋显

近年来，政府坚定不移地提倡继承和发展我国传统医药，明确提出了"实现中医药现代化"的目标。传统医药不断创新，中医药产业发展逐渐向好，发展模式逐渐从粗放型向质量效益型转变，产业技术标准化和规范化水平明显提高，中医药工业产值不断攀升，成为国民经济与社会发展中具有独特优势和广阔市场前景的战略性产业。中商产业研究院发布的《2020 年中国中医药行业市场前景及投资机会研究报告》显示，2018 年，我国中医药大健康产业市场规模超 2 万亿元，预计 2020 年，中医药产业规模将达 3 万亿元，2025年有望达到 7.5 万亿元。

基于中药行业的高成长性和刚需市场，国内中药产业的优秀企业 90% 以上均在境内上市，整个中药板块的市值已超过 8000 亿元人民币。2020 年 6 月，中国中药协会总结的数据显示，2019 年，60 家中药制造上市企业的营业收入总额达到 3054.5 亿元，同比增长11.47%，其中 7 家公司营收超百亿元。尽管 60 家上市公司的营收规模创了新高，但在利润增长方面却不容乐观。2019 年利润总额为225 亿元，与 2018 年的 282 亿元相比大幅下降，降幅为 20.2%，平均净利润率也由 10.29% 下滑至 7.37%。

从盈利能力上看，在毛利率较高的公司中，中小型中药公司占比提升，而大型中药公司中有相当高比例的商业收入，因此拉低了整体毛利水平。中成药独家品种多，产品有独特疗效，市场独占性强，产品毛利率相对较高。而且，中成药厂家还可通过中药保护品种、品牌化等方式，延长市场独占时间，在较长时间内保持较高毛利水平。2019 年，60 家上市公司的营业收入增长了 11.47%，而同期我国中药工业仅增长了 2.35%，由此可见，上市公司在中药产业中的总

占比在提高，中药产业集中度逐步提升。

国家重视中医药发展，坚持把中医药复兴和传承提升至国家战略的高度，多次出台相关政策推动中医药产业发展，如2016年的《中医药发展战略规划纲要（2016—2030年）》、2019年的《中共中央国务院关于促进中医药传承创新发展的意见》等。随着医改措施的深入推进，在2019年8月发布的《国家基本医疗保险、工伤保险和生育保险药品目录》中，医保品种共2643个，其中中成药1321个，占比49.98%，中成药和西药在医保目录中的数量首次持平。对比2017版医保目录，2019版医保目录中的西药仅增加了25个，中成药则增加了83个，是西药的3倍多。医保的利好让很多上市公司重视并发力。以康缘药业为例，共有105个中药品种被列入2019版国家医保目录，其中甲类48个，乙类57个，独家品种23个；此外共有43个中药品种进入国家基本药物目录，其中独家品种为6个。

审批制度逐步完善，龙头企业发力研发

根据现行的《中华人民共和国药品管理法》（简称《药品管理法》）的规定，中药开发必须按照法规进行药理、毒理、药代动力学以及动物实验研究等，且现行的审评体系是针对单靶点进行的，这种审评体系在本质上忽略了中医药多靶点治疗的特色。当前的新药审批制度与中药自身特点不相适应，是导致中药新药审批难的重要原因。此外，中药的基础性研究相对薄弱，质量管控不足，在药效机理、副作用等方面缺乏科学依据的支撑。

2007年，《药品注册管理办法》发布后，国家加强了对中药仿制药的管理注册，禁止疗效得不到保障的药物进入市场。此后，中药仿制药的申报出现了断崖式的下降。近几年，每年中药仿制药的申报数量都远小于中药新药（临床、上市）的申报数量，原因在于中药仿制药须按照被仿制药的药材（基源）、处方、工艺进行研发、生产，而这些关键信息基本属于企业技术标准和商业秘密，难以获取，中药仿制药又需要临床试验评价，大大增加了中药仿制的难度，中药仿制不亚于新药开发。

基于此，2020 年 7 月 1 日施行的《药品注册管理办法》中要求同名同方药的安全性、有效性、质量标准不低于被仿者，临床视情况进行非劣验证，这为中药的仿制提供了可能。同时也要求企业不断创新自己的大品种，进行技术升级和新专利申报，增加产品市场的独占周期，否则产品迟早会面临被仿制的风险。

据统计，"十三五"期间，"中医药现代化研究"重点专项共立项 126 项，中央财政总投入经费达 14.51 亿元。重点专项以中医药防治重大疾病、中医"治未病"、中药开发及质量控制三大领域为重点，从基础、临床、产业三个环节进行全链条、一体化设计，将专项研究任务分解为中医药理论传承与创新、中医药防治重大疾病、中药资源保障、中医药大健康产业科技示范、中医药国际化和民族医药传承与创新六大任务，助力中医药现代化。

随着法规政策的不断完善和医保目录的定期调整，国家对中药行业研发能力的要求越来越高，大型中药企业已成为研发投入的主力军。康缘药业是拥有独家创新品种最多、独家医保品种最多、独家基药品种最多的中药企业之一，设有"中药制药过程新技术国家重点实验室""中成药智能制造国家地方联合工程研究中心""国家重大新药创制企业综合大平台"等多个国家级科研平台。康缘药业研发经费近 3 年来持续增长，2019 年研发投入达 4.65 亿元，占营收的比例达到了 10.18%，而 2019 年整个中药企业研发投入占营收的比例的中位数仅为 3.28%。康缘药业已形成骨科、妇科、抗感染、心脑血管等优势产品体系，拥有发明专利授权 448 项，中药独家品种 42 个，中药保护品种 4 个。其中桂枝茯苓胶囊已完成美国 Ⅱ b 期临床试验，并力争尽快获得美国 FDA 认证，推动中药国际化发展。

面对疫情勇于担当，中医药抗疫经实践验证

2020 年 2 月，中国工程院院士钟南山参加广东省政府举行的疫情防控例行新闻发布会，通报广东多个医疗及科研机构在 P3 实验室分离出病毒后展开了药效筛选，筛选了 54 个已上市的中药，开展了抗新冠的体外药学研究。研究初步发现，连花清瘟胶囊和六神胶囊丸、金振口服液、热毒宁注射液等 5 个中成药在体外试验中有抑制新冠的作用。热毒宁注射液为康缘药业独家品种，先后被列入国家卫健委《新型冠状病毒肺炎诊疗方案（试行第六版）》和《新型冠状病毒肺炎诊疗方案（试行第七版）》、中华中医药学会《新型冠状病毒肺炎中药合理使用专家共识》，以及北京、江苏等 10 个省 / 直辖市的新型冠状病毒肺炎诊疗方案。为方便用药，改变给药途径和剂型的口服制剂热毒宁颗粒，也已获准进入临床试验。

据《经济日报》报道，2020 年 2 月 4 日，一封来自武汉市武昌区疫情防控指挥部的感谢信，几经辗转，被送到了江苏康缘药业新型冠状病毒防控指挥小组。信上写道："中国中医科学院仝小林院士研发的新冠肺炎疑似患者推荐用中药协定方（一号协定方，四个加减方：甲方、乙方、丙方、丁方），委托康缘药业进行生产，并免费供武昌区用于疫情防控。此举将大幅提高新冠肺炎患者的生命健康质量，在此表示感谢！"

接到委托后，康缘药业第一时间成立了新冠肺炎中药协定方生产专项组，科学部署原料采购、生产计划、生产软件编制、质量备案等全方位工作。从生产筹备到开始运输，全程用时不到 3 天。2 月 7 日晚 10 点，新冠肺炎防控治疗的第一批药物从江苏康缘药业所在地连夜发出。为确保抗疫药物安全送达，连云港市公安部门专门派出特警、交警千里押送，全速奔赴武汉。

康缘药业一切以防疫大局为重，除口服液车间及小容量注射剂车间需保证公司抗疫产品的生产供货外，其他所有车间全部停止原有生产任务，紧急投产新冠肺炎防控治疗药物。1000 多名生产人员，24 小时排班，开足马力，全力赶制防疫防控药品，共加急生产完成了可供 2 万人 14 天用量的抗新冠中药协定方，累计向湖北等地捐赠总计 4453 多万元的爱心款项和物资。

在此次新冠肺炎疫情救治中，中医针对新冠肺炎的不同阶段分别采取宣肺化湿、清肺解毒、益气养阴等治法，对于新冠肺炎的理法方药认识逐步完善，形成了覆盖预防、治疗和康复全过程的中医药诊疗方案。目前西药对于新冠肺炎尚没有特效药，但中药有"三药三方"和中医综合疗法组成的有效治疗方案，其有效性在武汉疫情救治实践中得到了验证。

国务院新闻办公室发布的《抗击新冠肺炎疫情的中国行动》白皮书中，充分肯定了中医药在新冠肺炎疫情防控和救治中的重要作用，中医药也得到了海内外关注。白皮书指出，中国充分发挥了中医药特色优势，中医药参与救治确诊病例的占比达到 92%，湖北省确诊病例的中医药使用率和总有效率超过 90%。以连花清瘟等"三药三方"为代表的针对不同类型新冠肺炎的治疗中成药和方药，临床疗效确切，有效地降低了患者的发病率、转重率、病亡率，促进了核酸转阴，提高了治愈率，缩短了恢复期。

2020年是中医药产业发展的关键之年，尤其是在新冠肺炎疫情中，中医药发挥的独特作用受到了更多人的认可和支持。在此背景下，中医药产业现代化发展速度有望加快，市场发展空间值得深耕和探索。

——2.5——

医疗器械在变革中发展，流通领域加速整合

近年来医疗器械流通领域市场机遇与挑战并存，行业供应链不断向智能化、数据化、精细化、专业化发展。2018年，海南维健以市场占有率第一的优势并入国药器械，依托央企的资源平台，发展信息化建设、学科建设、医学工程售后等专业能力，向综合服务型公司全面转型。

—— 国药器械（海南）有限公司总经理 王喜雅

追赶落后的半个世纪

世界上通常将1816年（听诊器问世）看作现代医疗器械行业发展的元年，以此为开端，各种医疗器械层出不穷，如1852年注射器的出现、1896年X光机的问世，1972年CT机的诞生……我国医疗器械行业的起跑线相比发达国家晚了50余年。1952年，国内第一台X光机研制成功，宣告了国产医疗设备取得零突破。

经过近70年的追赶，随着国家对行业支持力度的不断加大，以及国内人均消费水平的不断提升，以中低端产品为基础的中国医疗器械行业得到了迅速发展，当前已在中低端医疗器械领域取得了一

定的市场话语权。随着近年来国家对研发投入的重视，我国医疗器械的自主创新技术能力也在不断向国际巨头靠拢，并逐渐向高端产品领域渗透。在产品从低端到高端、从仿制到创新的转变过程中，我国医疗器械流通领域取得了巨大的成就，同时也迎来了巨大的挑战。

　　医疗器械家族十分庞大，涵盖了可直接或间接用于人体的仪器、设备、器具、材料，甚至体外诊断的试剂及校准物、配套的计算机软件也是其中的成员。因此，市场很难对其进行统一标准的划分，大致将其归类为医疗设备、体外诊断、高值医用耗材、低值医用耗材（见表 2-5-1）。每一个类别都有其独特的销售流通特点与诉求。

表 2-5-1　医疗器械分类及部分细分领域的代表企业

医疗器械分类	应用领域	代表公司
医疗设备	CT	西门子、GE、飞利浦
		联影、东软、开普
	核磁共振	GE、西门子、飞利浦
		安科、万东、联影
	彩色超声	飞利浦、西门子、GE
		迈瑞、东软、开立
	X 光机（DR）	GE、飞利浦、西门子
		迈瑞、联影、安科
	血管造影	GE、东芝、岛津
		万东、贝斯达
	手术室设备	Storz、迈柯唯、奥林巴斯
		山东新华、力文
	核医学（CR）	飞利浦、瓦里安、GE、西门子、富士

续表

医疗器械分类	应用领域	代表公司
体外诊断	生化诊断	丹纳赫、西门子、强生
		科华、迈瑞、利德曼
	免疫诊断	强生、雅培、贝克曼
		安图、新产业
	分子诊断	罗氏、雅培、Illumina
		华大、艾德、达安
	血液诊断	贝克曼、罗氏、雷度米特
		艾森生物、迈瑞
	微生物诊断	西门子、碧迪、梅里埃
		迪尔生物
	POCT	罗氏、梅里埃、美艾利尔
		基蛋生物、万孚生物、明德生物
高值医用耗材	心脏介入类	美敦力、雅培、波士顿
		乐普、微创、吉威
	骨科植入类	强生、史赛克、美敦力
		大博、威高、正大
	口腔类	登士柏、士卓曼、隐适美
		时代天使、现代牙科
	眼科类	诺华、强生、凡利亚
		六六视觉、昊海生物
低值医用耗材	注射输液类	—
	医用高分子类	—
	卫生材料及辅料	—
	透析器及透析管路	—

续表

医疗器械分类	应用领域	代表公司
	医用仪器用纸	—
	手术室急重症病房用耗材	—

注：▭ 国外代表企业，▭ 国内代表企业

（1）医疗设备。医疗设备一般是指单独或者组合使用于人体的仪器及软件，既包括医用医疗设备，也包括家用医疗设备。其与耗材的不同之处在于，下游需求方更为多样，医疗设备不仅在临床科室，在医疗、科研、教学、机构中也被广泛应用。这类器材通常货值高、体积大、更换周期长，因此代理商很少对该类产品进行库存管理，目前有约半数的大型医疗设备生产厂商直接服务于终端。

（2）体外诊断。随着关于新冠试剂盒知识的普及，大众开始对体外诊断有了广泛认知。这类产品包含试剂、仪器，是指在人体之外，通过对人体体液、细胞、组织等样本进行检测，从而提供临床诊断信息。价格高且消耗量大的试剂是体外诊断行业的主要利润来源，因此相比其他医疗器械，对于该类产品，需更多地考虑设备进院能力、售后服务能力及冷链仓储配送能力。其渠道发展相对稳定。

（3）高值医用耗材。高值医用耗材一般是指安全性至关重要、对生产使用必须严格控制、限于某些专科使用且价格相对较高的消耗性医疗器械，如心脏介入、外周血管介入、人工关节、其他脏器介入替代等医用材料。这类器材通常货值高、批量少、批次多，对代理商的实力要求较高，不仅要求代理商具备及时的配送能力，同时还要求其具备一定的资金实力以承担库存周转。随着业务的高速发展，厂商对代理商临床专科服务能力的要求也越来越高，甚至需要代理商提供手术跟台服务。

（4）低值医用耗材。低值医用耗材是所有医疗机构必不可少且使用量很大的一次性消耗材料，如注射器、输液器、医用手套、手术针线等。这类产品的同质性高，通常厂家会与大量代理商合作，力求扩大产品覆盖区域，保证出货量。因此，对医疗器械代理商而言，广泛的区域和医院覆盖、高效的配送网络成为其核心竞争能力。不过，新型跨区域性物流平台的快速发展，也使传统代理商的市场份额面临被挤压的风险。

市场增速远超全球，但空间依然巨大

虽然我国的医疗器械流通服务行业在上述不同类型器械的细分市场中面临着不尽相同的压力与挑战，但医疗器械大行业整体欣欣向荣，让大大小小的代理商在过去几年间也得到了高速成长，实力也得到了积累，而未来该行业有着更广阔的市场空间。

放眼全球，医疗器械是世界上发展较快、对经济推动较大的产业。医疗器械产业在发达国家的 GDP 中占比达到了 10%，美国这一占比更是高达 15%，中国当前约占 5%。国际知名医疗行业调研机构 Evaluate MedTech 曾在发布的报告 *World Preview 2018, Outlook to 2024* 中预测，2024 年，全球医疗器械销售额将达到 5945 亿美元，2017 年至 2024 年的复合增长率将保持在 5.6% 左右。

从历史数据来看，我国医疗器械市场的复合增速远远高于全球水平。2006 年到 2017 年，全球医疗器械市场的复合增速为 5.28%，而按照《中国医疗器材行业发展蓝皮书》中的数据，中国医疗器械市场从 2006 年的 434 亿元，增长到 2017 年的 4425 亿元，同期的复合增速达到了 23.5%。据医械研究院测算，2018 年中国医疗器械市场规模约为 5304 亿元。如图 2-5-1 所示。细分市场中，医疗设备市

场规模最大，约为 3013 亿元，占比达 56.80% ；第二位的高值医用
耗材市场规模约为 1046 亿元。

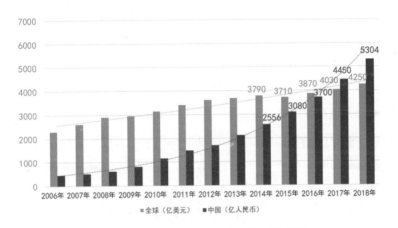

图 2-5-1　全球与中国医械市场规模及增长趋势

我国医疗器械未来的市场空间依然巨大。首先，在国际医疗市
场中，药品和器械的市场份额通常保持在 1∶1，而中国的医疗器械消
费仅占药品的 14%。随着药占比的不断降低、医械技术转化上市的
不断提速，医疗器械的人均消费比将有望提升，从而释放充足的市
场消费能力。

其次，庞大的人口基数使我国中高端临床诊疗设备配置仍有一定
缺口。现阶段我国医疗器械市场的基本构成中，中低端产品占比近
75%，仅有 25% 为高端产品。而国际市场中，高端产品的份额通常
在 55%。以 2016 年的统计数据为例，我国 CT 设备保有量为 16 台 /
百万人，而美国为 32 台 / 百万人、日本为 93 台 / 百万人；我国核磁
共振成像（MRI）设备保有量为 6.4 台 / 百万人，是经合组织 36 个
成员国平均水平的一半，是美国与德国的 20%，是日本的 14.3% ；
我国医用 DR 设备保有量与其他国家更是差距巨大，我国为 41 台 /

百万人，美国则高达 530 台 / 百万人；血管造影 DSA 设备，我国每百万人中仅有 3 台，不足美国同期的 1/10……可见，我国经济欠发达地区，以及基层医疗机构，仍有巨大的中高端医疗设备配置需求，诊疗需求的下沉将对未来一段时间内对医疗器械市场的持续增长起到巨大的支撑作用。

就市场集中度而言，中国器械行业尚存在较大的整合空间，龙头企业有望持续提高市场份额。根据 Evaluate MedTech 的统计，全球前 20 大医疗器械企业销售额达 3420 亿美元，合计市场规模占医疗器械行业总体的 54.5%。反观国内，医疗器械行业的集中程度较低，前 20 家上市公司的市场占有率只有 14.2%。出现这一差距的主要原因是，国内企业在细分领域的产品线较为单一，特定领域的产品品类与生产企业数量较多，行业集中度较为分散。

医改杜绝"繁乱散"，促进自助创新

中国医疗器械市场得以稳定高速地发展，与我国陆续推出的医改政策息息相关。随着人们生活水平的提高，有限的医疗资源和无限的医疗需求之间的矛盾越发加剧。政府通过医疗体制改革合理配置医疗资源，但庞大的人口基数、复杂的国情决定了中国医改需要从多个方向不断综合完善，其中一些政策对医疗器械及其流通行业产生了关键性的影响。

"两票制"是近年来的重要政策之一。2016 年中期，当时的国家卫计委等九部委共同发布了《2016 年纠正医药购销和医疗服务中不正之风专项治理工作要点》，其中提出在试点地区的药品、耗材采购中实行"两票制"。顾名思义，即药品、医用耗材最多只能开两次发票：生产企业与流通企业间开一次发票，流通企业与医疗机构间开一次发票。该政策解决了医药流通过程中环节较多和难以追溯等突出问题，压缩了流通环节，使中间加价透明化，从而降低了药械价格。在医疗器械方面，目前已有超过二分之一的省市全面落实"两票制"，也有部分省份已陆续圈定城市试点施行。相信随着落实范围的不断扩大，最终将会在全国范围内实行耗材"两票制"。

"集中采购"也是一项影响深远的政策。医用耗材集中采购由来已久，与药品集中采购几乎同时起步。自 2000 年以来，医用耗材由原本各大医疗机构分散采购陆续转变为由政府主导，以省市为单位的集中采购新模式，并形成一整套成熟的运行体系。在此基础上，2018 年，药品集中采购"7+4"试点之后，2019 年 5 月 29 日，中央全面深化改革委员会第八次会议审议通过了《治理高值医用耗材改革方案》，再次深入治理医用耗材市场。该方案明确提出，"完善分类集中采购办法，取消医用耗材加成"，并在 2020 年 9 月底前，在 11 个省市率先探索"高值医用耗材带量采购"。

"带量采购"是指在药品集中采购过程中，开展招投标或谈判议价时要明确采购数量，让企业针对具体的药品数量报价。一方面，与不带量的集中采购相比，带量采购可以给药品企业明确的销售承诺和预期，方便企业安排生产和销售，控制成本；另一方面，实施带量采购意味着可以通过招投标直接签署购销合同，实现招采合一，消除"灰色空间"。虽然目前执行器械集中采购的省份、医院和类目有限，但新一轮资源整合已经开始。这一举措将为商业渠道广泛、招投标工作扎实、产品质量稳定且拥有一定创新性技术门槛的医疗器械厂商与医械流通企业带来重大利好，而规模偏小、渠道区域化、产品同质化的企业将陆续被规则与市场淘汰，行业整合将成为未来的主要方向。

正如本文开篇提到的，我国医疗器械行业起步较晚，因此行业尚有"大而不强"的现状，而摆脱这一状况的最好手段，就是引导医疗器械行业创新。尤其在高端医疗器械领域，我国已提出了"国产替代"的要求，并发布了创新医疗器械审批程序，加快了自主产品转化上市的速度。

我国早在 2014 年的《创新医疗器械特别审批程序（试行）》中就已提出，针对具有核心技术发明专利、国际领先、国内首创、具有显著的临床应用价值等情形的医疗器械，按创新程序实施审评审批。这在确保产品安全、有效的前提下，大大提升了创新器械的审批速度。从 2014 年到 2020 年中期，共有 262 款医疗器械进入了创新器械审批程序。随后，2015 年的《国务院关于改革药品医疗器械审评审批制度的意见》、2017 年的《关于深化审评审批制度改革鼓励药品医疗器械创新的意见》，分别再次对医疗器械审评审批、临床试验管理等环节进行了完善与改革。2020 年 6 月 1 日生效的《中华人民共和国基本医疗卫生与健康促进法》对创新医疗器械的审批做了专门的优化，强调"主管部门应当根据技术的先进性、适宜性和可及性，编制大型医用设备配置规划，促进区域内医用设备合理配置、充分共享"。

行业整合，提升医械流通专业能力

随着"两票制""集中采购"等政策的纷纷出台，医疗行业全产业链的政策都在导向规范运营、加强监管，国家严控价格、挤压中间流通环节。这些政策使医疗器械流通领域面临巨大的挑战，优胜劣汰的局面越发明显。相较于药品流通领域经过多年整合，行业格局已基本形成，医疗器械流通领域的整合或将开始加速。

国家药监局发布的《2018 年度药品监管统计年报》显示，截至2018 年年底，全国实有医疗器械生产企业 1.7 万家，共有二、三类医疗器械经营企业 51.1 万家（见图 2-5-2），与之对应的药品批发及零售连锁企业却仅有 2 万家。由此可见，在经营企业数量上，医疗器械经营企业远多于药品经营企业，间接表明了医疗器械流通领域市场较为分散、集中度低的现状。由此可见，未来几年医疗器械流通领域整合空间巨大。

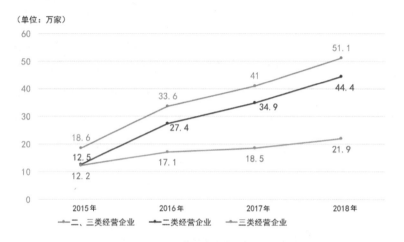

（单位：万家）

图 2-5-2　中国医疗器械经营企业数量

在这个行业变革的时期，企业需要积极拥抱战略转型。尤其是二级以下的代理商，势必要争取成为一级代理，或被大型医药器械流通企业收购。而对于一级和大规模区域代理商而言，重点工作将落在持续拓展渠道网络、提高覆盖率、加强终端资源掌控度上。要达到这一目的，各大代理商就需要不断提升自身专业的服务能力，或加入更大的平台，通过强强联合迅速获得全国范围内的资源支持。

例如，深耕于海南医疗器械行业的海南维健公司，其业务范围覆盖海南省全部三甲医院，人员数量也在全省排名第一，通过与诸多国际品牌签署区域代理权，在海南医疗器械市场中的占有率一度接近 30%。维健公司突出的区域领导力、市场占有率、专业服务能力，成功地吸引了世界 500 强企业国药集团，在 2018 年被其旗下国内最大的医疗器械分销企业国药器械收购，成为今日的国药器械（海南）有限公司。该公司通过依托央企的资源平台，围绕医疗器械供应链，向综合服务型公司转型，已具备开展信息化建设、学科建设、医学工程售后等的专业能力。

强强联合不仅能为区域公司赋能，大型商业及专业服务公司通过并购还可以不断扩大市场份额，增强竞争优势。国家在 2018 年印发了《商务部等 8 部门关于开展供应链创新与应用试点的通知》，指明以包括国药、上药、华润等为代表的 13 家大型医药企业为试点，作为行业龙头，带动提高供应链管理和协同水平、加强供应链技术和模式创新、建设和完善各类供应链平台、规范开展供应链金融业务、倡导供应链全程绿色化。

在行业整合过程中，医疗器械供应链也将不断向智能化、数据化、精细化、专业化发展。首先，以 5G 技术为基础，医疗器械供应链将整体简化，物流设备将更为智能化，通过统一的供应链数据平台实现数据共享，提高流通过程的透明度及调配能力。其次，要更好地满足医疗机构的碎片化订单需求，不断完善仓储设施，逐渐形成网络化的医疗器械供应链。而通过管理与运营的精细化，不断优化流程，可以用最少的成本投入，实现降本增效。最后，随着医疗器械行业利润的压缩，企业必须通过开拓前期以及后续的服务来增强业务黏性，如参与医院科室的策划、配置、采购、学科建设及售后的全环节，提供专业意见与优质资源。

综上所述，包括流通环节在内的我国医疗器械整体行业进步明显，从国际权威的第三方机构 QMED 发布的《2019 全球医疗器械企业百强榜单》中，已经可以看到我国企业的身影：迈瑞医疗、新华医疗、乐普医疗、微创医疗、鱼跃医疗和东富龙都赫然在列。通过行业整合、推动创新,我国医疗器械行业追赶国际先进水平将大幅提速。加以相关政策的不断完善,以及与人工智能、移动互联网和大数据等领域的结合,中国医疗器械行业的道路将越走越宽。

— 2.6 ————————————————————————————

IVD行业趋势:国产化、集中化快速发展

> 我国 IVD 行业在广泛应用传统化学反应、酶催化反应、免疫诊断和分子诊断的成熟技术后,仍在不断向高灵敏度、强特异性、快速检测、低成本的方向发展。未来伴随着生物技术和信息技术的不断成熟,IVD领域仍将保持快速的技术迭代与创新,为临床医学持续提供巨大助力。
>
> —— 美康生物科技股份有限公司副总经理 黄新堂

40 年间从萌芽初创到高速发展

IVD 是英文 In Vitro Diagnosis 的缩写,在我国被称作"体外诊断",指通过对血液、体液、组织等人体样本进行检测,从而获取临床诊断信息,用以判断疾病或机体功能的一类产品与服务。相较于欧美市场,我国的 IVD 行业起步较晚,经过 40 余年的发展,经历了从无到有、从弱到强的产业升级过程,现在正处于行业快速发展的阶段。

我国的 IVD 行业最早萌芽于 20 世纪 70 年代。为满足国内巨大的医疗需求,部分医疗机构开始小规模引进海外的体外诊断技术与设备,但由于缺少系统的规范管理与质量把控,渠道环节并不透明,

因此相关诊断设备与试剂的引进、生产都较为混乱，更缺乏在这一领域投入研发的能力与意识。

20世纪80年代以后，IVD产品开始被医疗机构广泛接纳并使用，在改革开放的大环境下，看好其市场前景的国内企业如雨后春笋般出现，纷纷进入IVD行业。第一批具有一定规模的体外诊断企业，如北京中生生物、深圳迈瑞医疗、上海科华生物、郑州安图生物等公司，正是在这一时期集中诞生的。与此同时，大量国外先进技术被不断引入，一时间国内生产生化类诊断试剂的企业超过了100家，生产免疫类诊断试剂的企业更是有近300家。在这一阶段，虽然生产厂家的数量很多，但IVD市场处于无序竞争状态，大多数企业申办合法资质的意识薄弱，优质企业与产品的发展受到了很大的挤压。于是，有关部门开始对这一行业进行大规模的整顿，取缔了大量违规生产企业，对市场发展起到了一定的保护作用。

随着21世纪的到来，国内企业也越发意识到核心技术的重要性，于是开始在生化和酶免领域快速前进。这一时期的头部企业也快速实现了证券化，完成上市融资，如科华生物、达安基因先后登陆A股，成为最早上市的一批IVD企业。

在最近10年中，从2011年的《"十二五"生物技术发展规划》，到2016年的《"十三五"国家科技创新规划》，都多次提到加速体外诊断产业的结构调整和优化。政策从供给端鼓励IVD企业进行产业技术升级，开展自主知识产权检测仪器的开发，突破体外诊断仪器、设备与试剂的重大关键技术。在此背景下，国内IVD行业加速并购与整合，国产化学发光和分子诊断技术实现突破，并逐步实现了进口替代。优秀企业陆续登陆资本市场，如美康生物、迈克生物等，以珠三角、长三角、津京冀地区为首的IVD产业集群也逐渐形成。

产业链上游依赖进口，原料供应是行业壁垒

电子元器件、精细化学品、诊断酶、抗原、抗体等原料的供应是 IVD 产业链的上游部分。诊断设备的制造、诊断试剂的生产，构成了产业链的中间部分。而医疗机构、第三方检验中心、体检机构、家庭则是产业链的下游组成部分。

在 IVD 行业内，最大的技术壁垒在于上游原材料的采购环节，原料质量直接决定了体外诊断与试剂的质量和稳定性。因此，上游的产值占整个 IVD 行业产值的 10% 左右，毛利率更是高达 90% 以上，掌控了产业链中的核心利润。当前，本土 IVD 企业所需的主要原材料，如抗原、抗体诊断酶和激光器、加样针等关键器件仍需依赖国外进口。对应的国产原材料与器件，在性能和稳定性上与进口产品尚存在较大差距。国内相关原料技术仅在分子诊断试剂和临床生化诊断试剂方面有一定突破，而在临床免疫诊断环节依然薄弱。

至于 IVD 产业链的中游，更多的是对原材料、元器件开展组装业务，是体外诊断设备与试剂的完成环节，类似于当今的手机制造商。与上游相比，中游产业则更加成熟。受到上述产业发展现状的影响，国内外的市场份额更多地被海外厂商占据，因为海外厂商已具有一定的品牌、市场、渠道优势。本土企业在挑战国际巨头的过程中，同时还需要面对国内严重同质化产品的竞争。目前国内 IVD 设备与试剂的生产厂家众多，市场供应充足，价格空间与技术差异较小，行业市场集中度不高，企业盈利能力稳定的同时，也时刻保持着激烈的竞争态势。

流通环节是衔接 IVD 产业链下游最重要的部分，相关企业通常通过自建渠道或与专业经销商合作来推销攻关。而由于当前多数品牌的 IVD 产品缺乏不可替代性，在这一环节具有渠道优势的经销商

或营销单位就变得非常强势。因此，有一部分试剂产品生产企业会选择与行业头部的体外诊断仪器生产厂商合作，通过优势互补共同扩大产品市场。

在下游的应用终端环节，根据应用场景不同，产品主要分为医学诊断、家用诊断、血源筛查三大用途。其中，医学诊断主要通过各级医疗机构、体检中心、独立第三方实验室完成。在国内的医疗体制下，医院自然成了 IVD 行业最大的下游需求端，几乎占据了总市场规模的 89%，其次是家用诊断，占比为 6%，而体检市场仅仅占有 4% 的份额。另外，由于在国际市场上具有性价比优势，国产的低中端 IVD 产品也能够大量出口国外，开拓一定的海外下游市场。

综合上述产业链情况，在下游环节，分级诊断的推进将带来基层医疗机构诊断需求的增长，同时拉动应用端市场的增长。但受到两票制、集中采购等医保政策控费的影响，IVD 渠道环节将面临巨大挑战。因此，IVD 行业要想更好地发展，除了要提升下游经销渠道与服务能力，还应加强上游技术的突破与丰富，构建自身核心竞争力，以此适应行业集中化发展。

在新技术领域，加速国产替代

2017 年 1 月出台的《体外诊断试剂注册管理办法修正案》明确指出，要将体外诊断试剂按照医疗器械进行管理，并按照产品风险程度由低到高，依次分为三类产品，实施分类注册管理，如表 2-6-1 所示。其中，第三类产品的注册管理部门为国家药品监督管理局，相应的审批管理标准也最为严格。

表 2-6-1　体外诊断试剂注册管理分级

分类	序号	产品种类
第一类	1	微生物培养基（不用于微生物鉴别和药敏试验）
	2	样本处理用产品，如溶血剂、稀释液、染色液等
第二类	1	用于蛋白质检测的试剂
	2	用于糖类检测的试剂
	3	用于激素检测的试剂
	4	用于酶类检测的试剂
	5	用于酯类检测的试剂
	6	用于维生素检测的试剂
	7	用于无机离子检测的试剂
	8	用于药物及药物代谢物检测的试剂
	9	用于自身抗体检测的试剂
	10	用于微生物鉴别或药敏试验的试剂
	11	用于其他生理、生化或免疫功能指标检测的试剂
第三类	1	与致病性病原体抗原、抗体以及核酸等检测相关的试剂
	2	与血型、组织配型相关的试剂
	3	与人类基因检测相关的试剂
	4	与遗传性疾病检测相关的试剂
	5	与麻醉药品、精神药品、医疗用毒性药品检测相关的试剂
	6	与治疗药物作用靶点检测相关的试剂
	7	与肿瘤标志物检测相关的试剂
	8	与变态反应（过敏原）检测相关的试剂

如果按照检测原理或方法划分,IVD 行业可分为临床生化诊断（如肝功能检测）、临床免疫诊断（如心脏标记物、感染标记物检测）、分子诊断（如传染病 HPV 检测、无创 DNA 产前筛查）、微生物诊断（如药敏测试、菌种鉴定）、血液体液诊断（如血常规、尿常规检测）等类别，如表 2-6-2 所示。其中，临床生化诊断和临床免疫诊断是基于小分子物质化学反应或蛋白质抗原抗体结合的原理通过标志物检测，而分子诊断则是在基因水平进行检测，具有更高的特异性与灵敏度。

表 2-6-2　体外诊断主要的检测方法及应用领域

分类	细分	主要应用领域
临床生化诊断	干化学	临床急诊生化项目
	其他	血、尿常规检测、肝肾功能化验等
临床免疫诊断	化学发光	传染性疾病、内分泌、肿瘤及血型检测等
	酶联免疫	传染性疾病、内分泌、肿瘤及血型检测等
	胶体金	乙肝、艾滋病、生物标志物及妊娠诊断等
	乳胶比浊	特定体液蛋白质检测
	荧光免疫	细菌、病毒皮肤活性检测等
	时间分辨荧光	激素、病毒性肝炎标志物、肿瘤、多肽检测
	放射免疫	微量蛋白、肿瘤标志物和药物微量物质检测
分子诊断	聚合酶链式反应（PCR）	病毒及细菌检测、遗传病及肿瘤基因筛查、胎儿性别鉴定等
	荧光原位杂交（FISH）	基因图谱研究、病毒检测
	基因芯片	药物筛选、新药开发、疾病诊断
	基因测序	基因图谱研究、唐氏综合征产前筛查等

续表

分类	细分	主要应用领域
微生物诊断	药敏试验	实验室检验
	培养及形态观察	细菌及真菌感染筛查
	全自动微生物分析系统	细菌及真菌感染筛查
血液体液诊断	涂片及镜检	血型检验等
	血细胞分析	红细胞、白细胞、血小板的检测与分析
	流式细胞术	红细胞、白细胞、血小板的检测与分析

　　根据美国市场研究机构 Allied Market Research 的数据，2018 年全球 IVD 市场规模已达到 689 亿美元，市场增速长期保持在 5% 左右，如图 2-6-1 所示。对比全球 IVD 细分领域的市场结构，近 10 年来，临床生化诊断的占比明显下降，从 2010 年的 25% 降到了 2018 年的 13%；而作为新兴技术的分子诊断和 POCT（即时检验）的占比大幅提高，分别增至 10% 与 11%。而目前主流的临床免疫诊断、微生物诊断、血液体液诊断的市场占比变化较小。

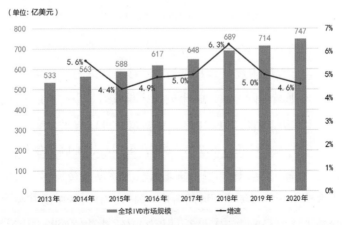

图 2-6-1　全球 IVD 市场规模与增速

聚焦我国，2018年国内约有1200家体外诊断企业，IVD市场规模达到了604亿元人民币，并已连续三年保持18%以上的增速，预计未来10年内仍将维持15%以上的年递增趋势。根据纽约Kalorama Information公开的数据，2016年全球平均人均IVD支出为8.5美元，而我国人均支出仅为其54%，即约4.6美元，远远低于欧美日等发达国家和地区。随着我国医疗支付能力的提升，未来国内IVD市场发展空间巨大。

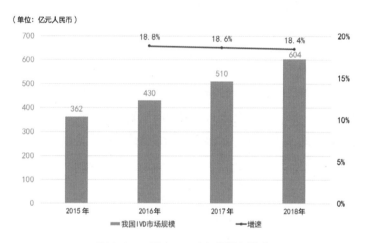

图2-6-2 国内IVD市场规模与增速

伴随我国IVD市场规模的持续增长，行业的产品结构也发生了明显的变化。在国内整个IVD市场中，诊断试剂的份额高达73%，而检测技术则与国际一致，临床免疫诊断成为其中占比最大的细分领域。对比2012年到2017年这5年的数据可以看出，临床免疫诊断市场得到了大幅增长，从29%逐渐升至38%，而临床生化诊断则从最初的26%下降至19%，无论是临床免疫诊断还是临床生化诊断，均高于全球市场中该细分领域的占比。国内IVD市场中的其余领域，分子诊断占比为15%，POCT业务占比为11%，微生物诊断占比为7%。

　　从国际市场来看，行业格局已呈现出较高的集中度。当前 IVD 全球 TOP 5 企业——罗氏、雅培、丹纳赫、西门子和赛默飞，通过大量的并购、整合，不断增加体量，在全球市场中的占比已常年超过 50%，其中仅罗氏一家就占据了 20% 的市场份额，可见其业内的龙头地位。反观国内，IVD 市场同样被上述 5 家品牌瓜分掉约 56% 的市场份额，而国内最大的 IVD 企业迈瑞医疗仅占有 3.1% 左右的市场份额。随着技术的不断突破，在相同的产品功能及质量下，凭借国产产品较高的性价比，本土 IVD 企业在近年来在国内市场中的占比逐渐提升，国产替代是国内企业现阶段的重要发展方向。

　　如图 2-6-3 所示，在 IVD 产业的中低端技术（如酶联免疫技术、分子检测技术，以及临床生化诊断技术）领域，我国已经实现了大部分的国产化。而在中高端技术（如化学发光检测）领域，则依然被外资企业产品占据了大部分的市场。

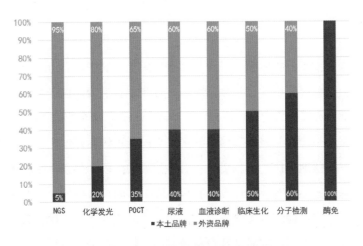

图 2-6-3　国内 IVD 国产品牌市场份额占比

临床生化诊断已成为我国发展最成熟的 IVD 领域。目前进口替代率已超过 50%。也正因如此，生化试剂市场的竞争越发激烈，增速逐渐放缓。中低端的生化检测设备已趋近饱和，正向着封闭化、自动化的方向完善。目前国内可实现的生化检测项目超过 100 项，生化试剂和仪器主要生产厂家有 200 家以上，其中上市公司 20 余家，如迈瑞医疗、美康生物、九强生物、安图生物等。以其中在 2015 年上市的宁波美康生物为例，该企业拥有 NMPA 各类注册证书近 200 项，产品几乎覆盖国内全部临床生化诊断项目，是我国该领域品种最齐全的供应商之一。而由于临床生化诊断技术的变革较慢，该领域其他大型企业的产品也已十分全面，因此临床生化诊断领域已经进入"红海"阶段，将逐渐形成国内具有行业领导力的头部企业。虽然在化学发光、特定蛋白、POCT 等新技术的应用下，市场结构会有一定的变化，但因为临床生化诊断在某些常规检测方面具备成本低、时间快的优势，因此难以在短时间内被其他技术取代。

临床免疫诊断是我国近年 IVD 行业中发展最快的领域，市场增速在 15% 以上，其产品方向以肝炎、HIV 等传染病为主。我国临床免疫诊断的细分技术主要是化学发光、酶免，其中前者近年来发展迅猛，细分市场占比已达到 75%，正逐步取代后者。国产临床免疫诊断试剂和仪器的代表企业有安图生物、新产业和迈瑞医疗等。

在分子诊断领域，我国的技术水平已接近国际标准，但在国内尚未广泛落地应用，市场仍处在有待拓展的阶段。分子诊断技术壁垒较高，产品具有灵敏度高、特异性强、诊断窗口期短，以及可进行定性、定量检测等优势，但对检测环境的条件要求、操作人员的技能要求也较高，同时试剂设备成本高，较难在基层医院普及。目前分子诊断以华大基因、贝瑞基因为龙头，在荧光定量 PCR 技术、基因芯片、基因检测能力上均有领先的技术实力，广泛服务于生育健康、基础科研、肿瘤伴随诊断、精准用药等医疗领域。

罗氏曾发布报告称，IVD 为临床诊断提供了 80% 的信息，能够影响 60% 的临床治疗方案，但其费用仅占临床治疗总费用的 2%。

我国 IVD 行业在广泛应用传统化学反应、酶催化反应、免疫诊断和分子诊断的成熟技术后，仍在不断向高灵敏度、强特异性、快速检测、低成本的方向发展。未来伴随着生物技术和信息技术的不断成熟，IVD 领域仍将保持快速的技术迭代与创新，为临床医学持续提供巨大助力。

— 2.7 —————————————————————

POCT，体外诊断行业中的生力军

> POCT 大致于 2002 年进入中国市场，从最初与国外机构的 OEM（原始设备制造商）合作，到购买核心技术，再到自主研发替代，不断成长壮大。其当前的核心技术主要以干化学技术、胶体金技术、传感器技术、生物芯片技术、微流控技术五大类别为主。随着技术的不断创新、升级，POCT 的检验范围、检验精度、应用场景都在快速扩张发展。
>
> —— 上海贝西生物董事长　黄桂民

POCT，便捷高效的即时体外检测

普通大众对于 POCT 或许会感到陌生，但其实我们在生活中早已接触、体验过此类产品和检测。比如，发烧时的甲流检测，女性可能用到的验孕棒，糖尿病患者使用的血糖仪，针对驾驶员进行的

酒精检测，以及在新冠肺炎疫情期间被报道的 15 分钟快筛试剂盒等，这些都是 POCT 的实际运用。

POCT 的英文全称为 Point-of-Care Testing，包含"时间"与"空间"两个维度的含义，即在患者发病或发生事件的地点，当下进行采样，利用便携式分析仪器及对应试剂快速得到检验结果的一类新方法。由此可见，POCT 的实质是体外诊断的一种重要方式，是传统实验室检测方法的补充形式。POCT 与传统检测方法最大的区别是，仅开展检测过程中最为核心的环节：样本采集、样本分析、质量控制、生成结果、解释报告（见图 2-7-1）。此法大幅度缩短了诊断时间，且在样本种类、用量、便利性及操作专业度上都具有较大的优势。换言之，POCT 具备检测时间短、空间不受限、操作简单三大特色，因此又常常被称为"床旁检测"。

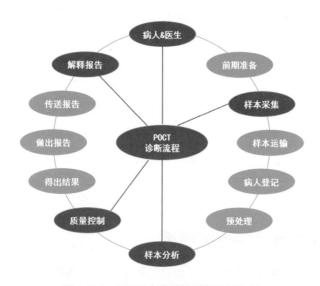

图 2-7-1　POCT 与传统检验诊断流程对比

国内检验市场主要有两大设备需求方向，其一是高度自动化的大型化学发光检验设备，以罗氏、雅培、迈瑞、新产业等厂商为代表企业，其主要客户群体是国内的大型医院。这些占全国医疗机构总数不到 0.3% 的大型医院，却承接着全国 20% 的诊疗量，因此检验设备的精确性、稳定性和速度成为产品性能的关键，于是设备向着大型化的趋势发展。其二是以 POCT 为代表的小型化设备。其客户群体不仅包括基层医疗机构，同时也包括执法机关、家庭，这就注定了该类产品必将向便捷、便携、便宜的"小而精"方向发展。而随着我国医改政策的推进，以及医疗资源分配结构日益扁平化的发展趋势，POCT 产品及服务将迎来巨大的发展机会。

国内市场增长迅速，大型企业加速布局

符合 POCT 这一理念的最早行为甚至可追溯到公元前 1550 年。历史文献描述了埃及医生使用蚂蚁和测试者的尿液来判断测试者是否患有某种疾病。而 POCT 的首次定义出现在 1995 年美国加州召开的临床化学年会上，年会首次设置了 POCT 展区。同年，美国临床实验室标准化委员会发表了《床边体外诊断检验指南》，提出了 POCT 概念，并对其进行了规范。

不到 10 年时间，进入 21 世纪后，POCT 的概念与技术被引入中国。当时，中华医学会检验医学分会为促进这一技术在中国的发展与普及，多次举办主题为 POCT 的论坛活动，得益于此，这一行业开始在国内生根发芽。2013 年 10 月，国家标准化管理委员会首次发布了《即时检测质量和能力的要求》，并将 POCT 正式命名为"即时检测"，同时对此类产品的质量管控提出了明确要求。

放眼全球市场，POCT 的发展呈现稳定的上升趋势。根据 *Global*

Point-of-Care Diagnostics Market Outlook 2018 报告中的数据，2013 年全球 POCT 市场规模在 160 亿美元，2018 年市场规模约升至 240 亿美元，年复合增长率约为 8%，如图 2-7-2 所示。

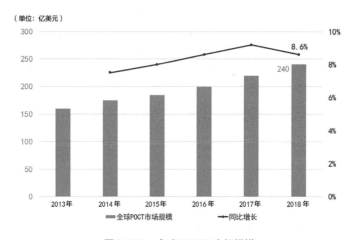

图 2-7-2　全球 POCT 市场规模

各国的市场表现与当地行业的成熟度息息相关。作为 POCT 行业的发源地，美国本土的市场规模约占全球市场规模的 47%，是全球最大的 POCT 消费地。其次为欧盟国家与日本，分别约占据 30% 及 12% 的市场。中国、印度等国家的市场基数依然较低，但增长速度却十分强劲，成为当前推动全球 POCT 市场规模新增长的主要动力。

国内的 POCT 行业虽然起步较晚，但已表现出了全球最快的市场增长态势，发展空间巨大。根据市场研究公司 Rncos 公布的数据，2013 年我国 POCT 市场规模在 4.8 亿美元左右，而到 2018 年则增长到 14.3 亿美元（见图 2-7-3）。2020 年我国 POCT 的市场规模预计约为 17 亿美元，年复合增长率接近 24%。在市场培育的同时，国内的 POCT 企业也开始迅猛发展。例如，2015 年上市的万孚生物，在 2015 年至 2019 年的 4 年间，主营业务收入的年复合增长率高达

48.85%；另一家 POCT 企业基蛋生物同样如此，近 7 年公司营收年复合增长率高至 44.4%。

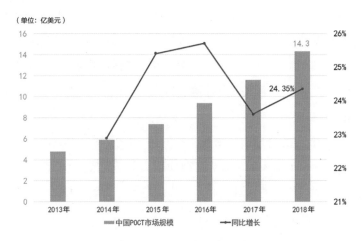

（单位：亿美元）

图 2-7-3　中国 POCT 市场规模

近几年，由于国内医疗行业及传统器械行业对 POCT 未来发展的看好与重视，多个经营良好的 POCT 企业被大型上市公司并购整合。例如，2015 年年底，理邦仪器以 2.4 亿元并购了专注心脏标志物领域 POCT 的检测企业东莞博识；2016 年年底，天瑞仪表以 3.6 亿元估值并购了拥有心梗心衰 POCT 技术的上海贝西生物；2017 年年初，润达医疗发布公告，以 11.79 亿元并购了免疫荧光 POCT 领域的瑞莱生物。专注于 POCT 产品的企业虽大多仍处于发展阶段，却成了诸多大型上市公司看好的布局领域。

心标与感染是 POCT 的重点应用方向

POCT 市场能够实现高速增长，得益于此类产品开拓了广泛的应用领域。其在场景方面涉及医疗机构内和医疗机构外两种情况。医疗机构内通常包括 ICU、急诊化验室、病房、分科门诊等；而医疗机构外则包括公安机关、军事单位以及家庭等。在产品应用方面，当今的 POCT 也已从 1995 年的不到 10 种，扩展至百余种，检测项目包含血糖检测、血气和电解质分析、快速血凝检测、心脏标志物快速诊断、药物滥用筛检、尿液分析、怀孕测试、粪便潜血血液分析、食品病原体筛查、血红蛋白检测、传染病检测、肿瘤标记物、毒品和酒精等。

从 2018 年的全球市场来看，在上述各应用领域中，占 POCT 整体市场份额比重最大的领域为血糖检测，市场规模为 64 亿美元，占比 27%。位列第二的领域是心血管疾病检测，市场规模约为 29 亿美元，占比 12%。其后比重较大的领域为传染病检测（5%）、滥用药物检测（3%）、妊娠检测（2%）。在我国，目前 POCT 中的妊娠排卵和血常规类检测产品发展得较为成熟，心脏标志物和传染感染类产品仍处于快速成长的阶段。

在全球市场表现最好的血糖检测领域，血糖仪是最为成熟的POCT 产品，可以很方便地检测糖尿病患者日常血糖浓度。智研咨询发布的相关报告显示，2019 年全球成人糖尿病患病人数已达 4.63 亿，其中中国患者为 1.22 亿人，高居全球首位。相比之下，我国血糖监测系统渗透率还非常低。在我国糖尿病患者中，目前仅有 20% 的人拥有自己的血糖监测系统，与欧美发达国家 90% 的渗透率相去甚远。按照观研天下相关报告数据，截至 2019 年年末，我国血糖监测系统市场规模约 60 亿元，预计到 2021 年有望达到 155 亿元。在品牌方面，当前我国仍以进口产品为主，强生、罗氏及雅培基本占据半数以上的市场份额，国产品牌仍需一段时间来逐渐渗透。但随着糖尿病患者的不断增多，以及国内患者健康意识的不断提升，本土血糖类 POCT 企业仍然有较好的发展机会。

心脏标志物检测领域是全球 POCT 增长最快的细分领域。心脑血管疾病是人类致残和死亡的主要原因。我国心脑血管病患者有接近 3 亿人，即每 5 个成人中就会有 1 人患有心脑血管疾病。心脏标志物的 POCT 检测在临床上主要被用于心脑血管科、ICU、急诊科等科室对于胸痛、胸闷患者的排查和分诊。此类产品通过对心肌肌钙蛋白、肌红蛋白、CK-MB 等标志物的检测，快速定量或定性，以实现筛查心梗、心衰等疾病的目的，同时也可通过检测心脏型脂肪酸结合蛋白以指征心脑血管状态。

对于多数心脑血管疾病来说，临床快速诊断、快速进行风险评估并及时治疗，对于降低死亡率、控制病情发展十分重要。以急性心肌梗死为例，发病内后三个小时内是抢救治疗的黄金时间，治疗及时程度密切影响疗效和预后，通过 POCT 快速获得确切的诊断信息是实施有效治疗手段的前提。当今的 POCT 产品可在 15 分钟内通过脑钠肽（BNP）、肌红蛋白（Myo）等多项心脏标志物指标对心梗进行确诊，而传统的检测常常需 1~2 个小时。

当前我国的心脏标志物 POCT 市场大部分份额被罗氏、Alere 等外资企业占据。但随着分级诊疗的逐步推进，以及越来越多的心脏标志物被用于临床，南京基蛋、上海贝西等国内品牌，凭借性价比优势也有着爆发式的增长。

感染类 POCT 产品还处于市场导入阶段。受到此次全球新冠肺炎疫情的影响，这一细分领域的发展或将进一步加速。作为危害人类健康的重要因素，多数感染性疾病的治愈依赖于早期准确诊断，但由于感染性疾病的多样性和复杂性，单纯依据临床症状、体征及影像学检查等难以确诊。随着技术对感染标志物应用研究的深入，加以门诊、急诊大量的临床需求，感染类 POCT 产品迅速成为 POCT 的重要应用领域。目前感染类 POCT 产品主要面向的病种有艾滋病、病毒性肝炎、疟疾、流感等。

除此之外，国内抗生素滥用导致患者产生耐药性的现象非常严重，例如，1999 年，上海、北京的儿童医院统计数据表明，门诊就诊患者使用过抗生素的比率达 80%~85%，普通感冒患者使用抗生素的比率达 90%~98%，肺炎患者更是达到了 100% 的使用率。对于患者反应蛋白的 POCT 可以快速判断患者的症状是由病毒引起的还是由细菌引起的，这样就可避免抗生素的滥用。随着基层传染病防控力度的加大，以及国内对抗生素的管控，感染类 POCT 市场有望持续增长。

在中国，妊娠类 POCT 已经具备较为成熟的市场。该类产品主要是针对人绒毛膜促性腺激素、促黄体激素、促卵泡激素等项目进行检测。随着国内二孩政策的放开以及高龄孕妇的增加，妊娠类 POCT 产品或将获得国内市场增长的新空间。

对于发病人数和死亡人数高居世界第一位的癌症检测，相较组织活检等方法，POCT 检测肿瘤标记物不仅能缩短检测时间，还能以相对普及的方式被用于肿瘤的早期筛查。随着技术的进步和体系的完善，便携、高效的 POCT 技术在肿瘤标记物检测领域也将有越来越广泛的应用前景。

从上述几个领域的市场应用中我们不难看出，POCT 的快速发展更多源自临床与生活的实际需求，POCT 在便携性、速度、流程等方面为医学检验提供了新的方式。随着医疗模式的下沉和转变，家庭保健理念的发展，POCT 未来也有很大可能向市场需求更广泛的预防、保健、康复方向发展。

国内同质化严重，创新成为核心竞争力

目前我国 POCT 本土企业面临的主要问题是产品差异化小，同质化严重。以上文提及的心脏标记物为例，国内多数 POCT 企业均拥有相关产品，但其核心技术差异很小，无法形成有效的市场竞争力。在未来 POCT 的行业竞争中，不仅需要更低的成本、更可靠的性能，更需要在检测技术、仪器设计、操作理念上实现创新。

经过 20 余年的发展，POCT 当前的核心技术主要有五大类别：干化学技术、胶体金技术、传感器技术、生物芯片技术，以及微流控技术。随着上述技术的不断创新升级，POCT 的检验范围、检验精度也得到了极大的发展。其中，干化学技术正逐步被替代，胶体金技术成为当前市场的主流技术，而微流控技术普遍被行业看作未来发展的方向。

干化学技术是 POCT 最早期运用的技术之一。通常用法是将液体检测样品直接加到用于检测的干燥试剂条上，由被测样品中的水分作为溶剂，引起特定的化学反应，通过目测或仪器检测得出待检测物的浓度，以此进行分析诊断。

胶体金技术是指氯金酸在还原剂的作用下，聚合形成特定大小的金色颗粒，并在静电作用下形成稳定的胶体状态，因此被称为胶体金。因在特定条件下可以与蛋白质或其他生物大分子结合，胶体金在 POCT 中被用作示踪标志物，应用于抗原反应的免疫标记。常用技术有胶体金免疫层析技术、斑点金免疫渗滤技术等。

传感器技术是酶化学、免疫化学、电化学与微电子技术的结合。其主要是用离子选择性电极，结合生物传感器或化学传感器技术，制成便携式快速检测仪器。例如，对血气和电解质进行检测的仪器，可以实现通过不同芯片快速检测多项指标，目前已被临床广泛应用。

生物芯片技术是近年来新兴的技术，其可在小面积的芯片上集成大量探针分子，与样品中的 DNA 或其他分子结合，通过检测每个位点的信号变化，进而了解样品分子的数量和序列信息。

微流控技术可以简单地理解为通过微机电加工，在一块微米尺度的芯片上规划和构建出微管道、储液池、微反应室等功能区域，将整个采样、预处理、加试剂、混合、反应、分离、检测的过程全部集中到芯片上，通过对芯片微通道网络内流体的操控实现全过程分析自动化，达到对样品的高通量快速分析的目的。目前该技术尚未成熟且成本较高，因此商业化程度不高，但有望在未来几年内成为 POCT 的主流技术。

随着科学技术的进步，POCT 的方法和平台也在不断丰富，更多复杂的标志物检测得以实现，检测精准度也逐渐与实验室大型诊断设备相媲美。快速迭代已成为 POCT 不同于其他体外诊断和医疗器械领域的显著特点，而每一次平台的升级和更换，都将对行业内企业的创新能力提出较大挑战。

第 **3** 章

产业链全面赋能发展

中国——最具潜力的医疗健康投融资市场

抗击新冠肺炎，医疗行业基因在进化

AI 融合创新，加速医疗领域价值成长

创新技术是医疗器械投资的关键

用资本为中国创新药提速

建设中药材现代流通体系，加速完善产业链升级

临床前 CRO：决胜在一站式服务质量

吹尽狂沙始到金：CRO 的发展之路

3C 平台，打造医疗器械外包服务完整闭环

— 3.1 —
中国——最具潜力的医疗健康投融资市场

随着资本市场制度建设和监管的日益完善，国家对投资机构的专业性和合规性提出了更高要求，这就需要各企业对宏现布局、产业和市场有更充分的认识，对行业有更深刻的见解，对企业核心竞争力和持续成长前景有足够的判断。

—— 安惠投资董事长 张浩

全球第二大医疗健康投融资市场

医疗健康行业深受国家的政策、经济、技术和社会环境的影响，如图3-1-1所示。在我国，医疗健康产业更是上升到国家战略的高度。2016年10月，中共中央、国务院印发《"健康中国2030"规划纲要》首次在国家层面提出了健康领域中长期战略规划，并明确了将健康产业发展成国民经济支柱性产业的战略目标。

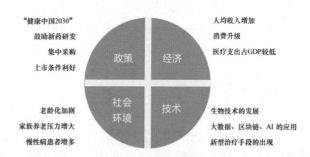

图 3-1-1　我国当前医疗健康产业的环境

据初步测算，2020年我国大健康产业规模将突破10万亿元，预计2023年将达到14.09万亿元。根据创业邦研究院发布的《2019中国医疗大健康产业研究报告》的数据，到2030年，"健康中国"带来的健康产业市场规模将超过 16 万亿，约为 2018 年健康产业市场规模的 2.3 倍。在此背景下，从 2014 年起，机构投资者纷纷开始抢占"健康中国"的投资高地。

　　资本的注入也为医疗健康产业的强势劲头再添动力。仅从我国医疗健康产业中披露资金额的投融资事件统计结果来看，2012 年至 2018 年年末，总投资额连续增长，从 20.7 亿元人民币增长到了792.1 亿人民币。不过，在 2019 年资本寒冬的影响下，中国整个 VC/PE（风险投资 / 私募股权投资）市场遇冷，反映到中国医疗健康产业，全年投融资事件明显减少，共发生 958 起融资事件，其中 618 起公开披露金额的融资总额为 602.8 亿人民币，同比下跌 24.6%，但依然处于历史第二高位，如图 3-1-2 所示。由此可见，2019 年受中国整体资本环境影响，投资者做决策时更加谨慎，中国医疗健康创业公司的融资难度相较往年有所增大。

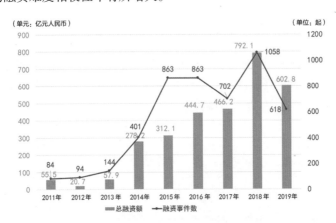

图 3-1-2　中国医疗健康产业投融资变化趋势

　　2019 年全球一级市场总融资额较前一年呈现约 58% 的涨幅，企业服务、医疗健康、金融三大领域的投资热度贯穿始终。2019 年全球融资总额高达 472.75 亿美元（约合 3196.2 亿人民币），共发生交

易 2449 起，其中公开披露金额的融资事件为 1943 起，如图 3-1-3
所示。全球医疗健康融资总额在七连增后出现轻微回调，融资事件
数量同比下降 18.4%。

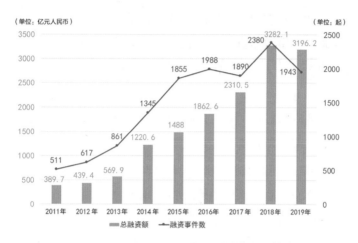

图 3-1-3　全球医疗健康产业投融资变化趋势

在 2019 年，全球医疗健康投融资市场中融资总额最高的 5 个国
家分别是美国、中国、英国、瑞士和法国。融资事件发生最多的 5
个国家分别是美国、中国、英国、以色列和瑞士。中美囊括了所有
国家融资总额的 78%，总融资事件的 81%，如图 3-1-4 所示。

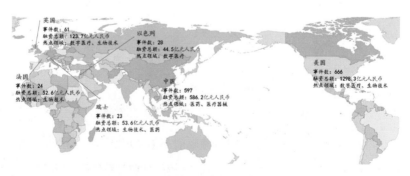

图 3-1-4　全球医疗健康投融资热点地区

从国内医疗健康投融资规模来看，北京仍是融资最多的区域。2019 年中国医疗健康投融资事件发生得最为密集的 5 个区域依次是北京、上海、广东、江苏和浙江。北京累计发生 150 起融资事件，筹集资金 224.5 亿人民币，目前仍然是创业者的首选之地。如京东健康、企鹅杏仁和水滴公司，2019 年内三家获得巨额融资的公司均位于北京。从区域集群的发展来看，苏浙沪地区近年来在医疗健康产业上的影响力日益扩大，预计未来将形成中国投融资规模最大的医疗健康产业集群。

医药板块吸引国内近半数投资

从投资机构角度来看，医疗健康产业链长且复杂，主要包含原料研发、生产、流通和使用四个环节。医疗健康产业具有消费和技术双重属性，具有典型的抗周期特色。同时，医疗投资具有很高的门槛，对投资人要求较高，未来或将出现更多具有专业背景和专注于医疗领域的投资机构。

当前，包括弘晖资本、北极光创投等老牌机构，以及济峰资本、景旭创投、安惠投资等新锐，国内活跃于医疗健康领域的投资机构有近 200 家。据 36 氪 2019 年的统计，155 家投资机构在医疗领域的资金管理规模达到了 1523 亿元，而布局最多的领域依次为药物、器械、科技医疗与医疗服务。

医药始终是中国医疗健康市场最吸引资本关注的主力。2019 年，我国医药领域融资金额共计达到了 283.9 亿人民币，成为当年医疗健康市场融资总额最高的领域。而医药领域的投资正在向创新药、精准用药、引进创新药物等方向演进。

表 3-1-1 所示为 2019 年获投融资金额最高的 10 家肿瘤创新药公司。其中，肿瘤作为最受关注的病症，免疫治疗吸引资本的热度较高。《中华人民共和国疫苗管理法》和新修订的《中华人民共和国药品管理法》这两部法律出台，并于 2019 年 12 月 1 日起实施，从更高层次的制度设计上鼓励创新，并确定了对药品和疫苗全生命周期的监管。结合以上政策趋势，药品创新有望持续成为近年的投资热点。

表 3-1-1　2019 年获投融资金额 TOP10 的肿瘤创新药公司

公司	轮次	融资额	针对疾病
艾力斯医药	A 轮	11.8 亿人民币	非小细胞癌
诺诚健华	D 轮	1.6 亿美元	晚期肝细胞癌、B 细胞淋巴瘤
康方生物	D 轮	1.5 亿美元	胃腺癌
海和生物	Pre-IPO	1.466 亿美元	乳腺癌、小细胞肺癌、结直肠癌
德琪医药	B 轮	1.2 亿美元	多发性骨髓瘤
科望医药	B 轮	1 亿美元	肿瘤
亘喜生物	B 轮	8500 万美元	B 淋巴细胞白血病
鼎航医药	B 轮	8000 万美元	实体瘤
岸迈生物	B 轮	7400 万美元	肺癌
亿腾景昂	C 轮	5 亿人民币	乳腺癌

在医疗器械领域，特别是高值耗材，由于毛利高、取证周期相对较短等优势同样吸引资本的关注。国内 2019 年医疗器械领域融资事件多达 113 起，甚至超过了医药领域。不过该领域存在规模小、天花板明显等弊端，因此其中具备平台整合能力的器械企业更容易

吸引投资机构的追捧。

并购投资集中于医疗服务领域

　　虽然医疗服务领域通常周期长、投资大、需理顺的关系复杂，但此类项目的投资决策主要是基于投资方对企业商业模式的判断，对投资方的医疗专业背景要求相对低一些，所以医疗服务领域也始终占据着整个投资市场的核心位置，吸引着众多大体量、长周期资金的密切关注与积极布局。

　　不同于医疗健康总体投融资表现，2019 年医疗服务领域的并购案例数量相较 2018 年不降反升，同时总交易金额增长了 2.2 倍，平均交易金额增长了 1.9 倍。其中，2019 年超过 10 亿元人民币的交易就有 5 起。由此可见，医疗服务战略整合的价值正得到进一步认可与体现。

　　相比之下，综合医院的并购案例从 2017 年到 2019 年持续减少，说明管理难度高、爬坡周期长，同时缺乏明显增长点的综合医院，尤其是带有公立医院改制背景的综合医院标的已经逐渐淡出投资人的视线。2019 年的线下医疗机构并购偏向更加分散，其中眼科并购数量增势明显。

　　以在医疗产业并购、投资业务中深耕多年的安惠投资为例，医疗服务领域正是其重点关注方向。安惠投资将焦点细分在眼科专科赛道，通过下沉到三线城市，扶持区域龙头机构组建眼科专科联盟，最终与上市公司合作，通过并购完成市场化运作。安惠投资选择这一切入方式，不仅是基于自身产业背景及团队经验的考量，同时更是出于对行业价值的判断。在安惠投资布局的眼科联盟中，区域龙头机构作为头部医疗服务标的，经过多年的领域深耕，在用户覆盖、渠道建设、团队储备等方面都建立起了较高的壁垒。经过时间历练的医疗服务公司逐渐凸显价值，包括良好的现金流、口碑、用户黏性和优异的服务内容可延展性。同时因为民营眼科医疗机构与公立医院存在较好的市场互补空间，民营眼科龙头机构成为高度稀缺性的投资标的，受到战略投资人的青睐。

以安惠投资为代表的并购、投资机构，往往最关注被投资企业的内含价值、成长性及估值优势，并且会选择最优的介入与退出时机。由于近年整体资本环境遇冷和 IPO 退出渠道尚不通畅，以及本文开篇提到的医疗健康领域融资下滑现状，部分医疗服务项目此前产生的估值泡沫开始消退，整体行业估值水平进一步回归合理状态。资本的寒冬正是战略整合的春天，当下正是开展并购、整合的良好时机。

疫情后投资机构的新焦点

从 2019 年 12 月开始，新冠肺炎疫情对国内外各行业产生了巨大冲击，对医疗健康产业下一阶段的投资策略也产生了极大影响。一方面，此次疫情引发了全国上下对大健康产业的高度关注，起到了史无前例的全民健康教育作用，国民有望持续增加健康消费支出；另一方面，从防护用品、医疗器械，到新药研发，中国企业在新冠肺炎疫情中表现出了良好的社会担当、快速的应对能力，这也将增强各方投资者对大健康领域的投资信心。

浩悦资本研究院在新冠肺炎疫情期间，曾针对 300 位投资机构从业人员开展调查研究，分别对生物医药、医疗器械、精准医学等领域的各细分赛道进行了关注度调研。结果表明：在生物医药领域，抗病毒类小分子药物及疫苗等最被看好；在医疗器械领域，消毒设备耗材及防护器热度最高；在 IVD 精准医学领域，核酸检测、POCT 与测序仪器试剂等最受投资机构青睐。

一方面，在检测、后勤供应、设备维修等领域，各类第三方服务公司在此次疫情应对中发挥了重大的作用；另一方面，受"封闭社区"等出行管控措施影响，远程医疗、医药电商等智慧医疗公司在线日活等指标明显增长，其间用户培养的线上业务使用习惯会在疫情过后延续下去，一批以线上业务为主的智慧医疗公司或将迎来利好。

随着红杉中国、阿里、腾讯等投资巨头入场，健康险已经在 2019 年中国医疗健康投融资市场中成为一匹黑马，全年总融资额达 26 亿元人民币。其中，水滴公司 C 轮单笔融资金额达 10 亿元人民币，多保鱼更是在一年内连续完成 3 轮融资，可见一级市场对于该领域的投资热情。加以本次新冠肺炎疫情的影响，公众对风险的防范意识进一步增强，健康险势必迎来一波新的市场高潮。

投资机构通过本次疫情更直观地了解了中国在医疗服务、器械、诊断、创新药物方面有待提升的细分领域，从而可以挖掘具有潜力的相关创新公司。和疫情直接相关的创新企业有望在近期获得投资机构的青睐。对于一部分企业来说，加快融资节奏、保证企业安全也将成为一段时间内的"当务之急"。而唯一不变的是，未来几年医疗健康行业仍将持续存在较高的投资并购热度。

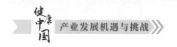

—— 3.2 ——————————————

抗击新冠肺炎，医疗行业基因在进化

> 2019 年对于投资行业来说是非常困难的一年，募资难、投资难、上市难、退出难。"坚持深度研究，坚持重仓 PE，坚持价值投资，坚持精品工程"是海峡资产 2019 年的投资策略。煎熬中终于坚持到了 2020 年，却发现形势更加不乐观，又在上述投资策略的基础上增加了降低成本、迎接寒冬的策略，"Stay In the Game"成为未来三年的第一目标。然而，新冠肺炎疫情全球蔓延，全球失业率陡增，经济全面滑坡，为 2020 年的投资行业带来了更多的不确定性。但是在众多的充满不确定性的投资领域中，至少我们能找到一个确定可以投资的方向，那就是生命科学领域。

—— 深圳海峡资产管理有限公司董事长 孙郡颉

受此次新冠肺炎疫情的影响，世界经济的不稳定性加剧。与此同时，医疗健康得到了社会各界的高度重视，也推动了行业大力发展并引发变革。那么，疫情对医疗健康行业造成了哪些影响呢？疫情后时代又会发生怎样的变化呢？下文将通过整理资本市场的数据和走势，观察医疗健康行业中有代表性的细分领域案例加以分析和阐述。

宏观环境恶化，股权投资表现优于其他行业

从全球来看，在医疗健康领域，2020 年一季度的融资交易仍然保持活跃，融资总额达 120 亿美元（约合 841 亿元人民币），比 2019 年同期增长 13%。融资总额虽然持续高涨，但融资事件却仅有 420 起，数量已减至近 6 年内的最低点，如图 3-2-1 所示。从这一趋势可见，医疗健康领域的投融资行为正在从"广撒网"向"少而精"转变。

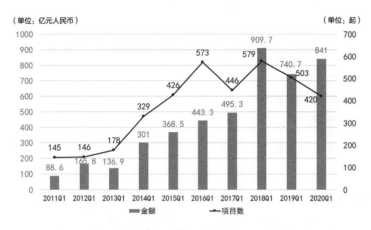

（单位：亿元人民币）　　　　　　　　　　　　　　　（单位：起）

图 3-2-1　各年 Q1 全球医疗健康行业融资情况

在观察上述数据时需要考虑的是，随着全球确诊人数的急剧上升，直至 2020 年 3 月，疫情形势才在国际上逐步引起部分国家的重视，相关地区的经济活动才开始转缓。以医疗健康投融资规模最大的美国为例，其一季度 GDP 同比下降了 4.95%，但一季度医疗领域投融资额却占全球总额的 60% 以上。美联储主席鲍威尔在 2020 年 5 月 17 日的采访中表示，一、二月美国经济受疫情的影响很小，疫情的冲击更多的是在三月，而 2020 年四、五月，随着美国疫情的加剧，经济降幅更大。美国商务部发布的数据显示，2020 年二季度美国 GDP 环比折年率下降 32.9%，创下自 1947 年美国政府开始跟踪该数据以来的最大跌幅。因此，2020 年一季度全球医疗健康领域的融资情况尚未完全反映出疫情的影响，预计在后续季度表现将更加明显。

而中国作为最早发现、最早公开、最早严控疫情的国家，自然也最早经受疫情带来的影响。2020 年一季度，我国 GDP 同比下降了 6.8%，仅从这一数据来看，本次疫情对国内经济的冲击甚至超过了 2008 年的全球金融危机。在这样的经济形势下，再加上传统春节假期和人员流动管控的双重影响，国内大量创业公司和投资机构的复工节奏明显放缓，直接影响到融资项目的尽调与签约，这对投融资市场来说可谓雪上加霜。

根据天眼查发布的全国投融资大数据，截至 2020 年 4 月 1 日，包括股权融资、债权融资在内，国内共有 804 起融资事件，而上一年度同期融资事件为 2161 起，同比下降了约 62.79%。不过在国内整体融资环境低迷的态势下，降幅不大的医疗健康行业却得到凸显。该报告同时指出，医疗健康行业同期的融资事件数为 250 件，约占各行业融资事件总数的 31%，其中股权融资事件有 117 起。

虽然优于其他行业，但医疗健康领域 2020 年一季度的融资成绩同样呈现出下滑势态。2020 年一季度已披露融资金额的股权融资事件有 104 起，和国际市场表现一致，也跌落至 2015 年以来同期数据的最低点，相比 2019 年更是近乎腰斩，如图 3-2-2 所示。

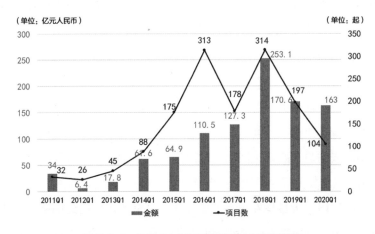

图 3-2-2　各年 Q1 全球医疗健康行业融资情况

值得注意的是，在融资事件总数急剧下降的情况下，融资总额却与上年同期相差不多，为 163 亿元人民币，这主要得益于大额融资交易数量的增多，一季度单笔融资额超过 1 亿元人民币的事件多达 47 起，呈现投资额锐减，大额投资增多的行业现象。例如，海峡资本创办之初就明确了重仓 PE 的投资策略，通过对企业进行全面清晰的尽调研判，护航大额投资。

国内 2020 年第一季度股权投资市场受到疫情的影响较大，但医疗健康领域投资总额相对保持平稳，无论是基金投资人、项目投资人还是企业家，对市场均持谨慎态度，导致投资事件数大幅下降。若下半年疫情能够得到有效控制，相信国内医疗健康领域股权投资会率先实现回暖反弹。

二级市场，短期热点恐为昙花一现

"疫情黑天鹅"的影响，以及海外疫情的暴发，造成了国内二级市场恐慌性动荡下行，而医疗板块指数由此逆势上行。其中生物医药行业表现尤为明显，即使在春节开市当日上证指数下跌逾 7% 时，沪深 300 医药指数也仅下跌 3%。此后，随着医疗需求的爆发式增长，A 股医药生物板块（申万）指数持续上行，一季度收涨 8.4%，而同期上证指数大盘则跌逾 11.2%。

医疗专业媒体动脉网在疫情期间曾统计出一份数据，以 2020 年 1 月 20 日钟南山院士公开宣布病毒人传人为起点，至一季度末，在近 10 个细分领域中，首先是口罩相关企业的股价在疫情中的平均涨幅最高，达到了 142%。其次是以鱼跃医疗、迈瑞医疗为代表的监护治疗设备企业的股价，平均涨幅为 34.3%。紧随其后的是中医药类，涨幅约为 30.8%，如表 3-2-1 所示。

表 3-2-1　疫情期间相关公司股票涨跌情况

行业	细分领域	股价平均涨幅	代表企业
医疗器械	口罩	142%	道恩股份、泰达洁净、振德医疗
	新冠检测试剂	12.4%	华大基因、达安基因、迈克生物、九强生物、基蛋生物
	温度测量器械	-8.1%	高德红外、艾睿电子、大立科技、华中数控、海康威视
	影像设备	19%	万东医疗、康达医疗
	监护、治疗等设备	34.3%	鱼跃医疗、迈瑞医疗、理邦仪器
药物治疗	利巴韦林	-27.7%	诚意药业、长江健康、吉林敖东、延安必康
	α-干扰素	1.4%	丽珠集团、长春高新、双鹤药业
	磷酸氯喹	1.5%	上海医药、众生药业、精华制药、凯普生物、*ST河化
	瑞德西韦	8.3%	博瑞医药、博腾股份、泰格医药
	康复血浆治疗	13.3%	华兰生物、博雅生物、上海莱士、天坛生物
	中医药	30.8%	以岭药业、红日药业
	输液	-24.8%	科伦药业
体外诊断	第三方检测机构	-3.1%	迪安诊断、平安好医生、凯普生物、金域医学

　　上述统计结果表明，二级市场与短期内消费市场的需求有很强的相关性，首先疫情防护中涉及的医用手套、口罩等耗材的销售量在疫情暴发期间必然明显增加，自然会带动此类药物终端零售药店销售额大幅增长。而在疫情结束后，随着消耗量的降低，存量逐渐补足，增速预计会回落。

在未明确预防及治疗效果前，中医药类企业也面临同样的状况。一则"双黄连可抑制新冠"的消息，让太龙药业在 2020 年 2 月 3 日开市当天封板涨停。在媒体的传播下，大众预防疾病的需求导致感冒类和抗病毒类药物的销售额短期内大幅增长。这一现象不禁让人回想起 2003 年的 SARS 时期。如果复盘 SARS 期间我国医药工业的累计收入增速，我们会发现，SARS 为医药工业仅带来了 3~6 个月的阶段性增长波动，而在 SARS 疫情结束后，相关领域的增速很快便开始回落，医药行业甚至在当年跑输了上证指数，如图 3-2-3 所示。原因与上述口罩等低值耗材的销售状况一样，如疫情结束后的普通感冒治疗，患者会直接消耗"家庭库存"药品，而非新增购买。

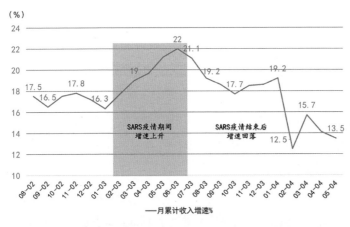

图 3-2-3　2002 年 8 月 ~2004 年 5 月我国医药工业月度累计收入增速

由此可见，二级市场的短期热点难以改变医疗板块本身的发展轨迹，还需要结合产业中长期发展趋势，才能做出有效的投研判断。从长期来看，医疗消费量对应的是真实的临床需求量，医疗行业的增长内核仍然是基于患者需求升级的技术进步。

生物医药，需要原始创新

截至 2020 年 4 月末，全球在研的治疗新冠肺炎的药物超过了 260 种，其中超过 50% 的药物并非针对新冠开发，而是已上市的老药新用或者未上市药物拓展适应证。但即便如此，在研药中，绝大多数都是由欧美企业在研发推进，中国企业参与研发的不到 50 种。其主要原因在于，国内原研药投入起步晚，过去几年国内生物医药企业以开发"me-too"药和仿制药为主，因为此类药投资少、周期短、成功率高，参与的公司越来越多，也现了产品过剩现象，产品同质化严重，投资回报率大幅降低。随着当前国内原研药产业链的日益完备，国内新药头部企业研发动力越发增强，现阶段投资机构也更为看好回报率较高的原始创新型药物。

在疫苗行业，针对新冠疫苗，各国政府都对上市速度提出了要求，预期在 1 年多的时间内实现疫苗上市，而这对疫苗的研发、生产、分发都形成了巨大挑战。截至 4 月末，全球在研的新冠疫苗共计 125 款，其中中国开发的有 22 款，美国为 49 款。虽然数量落后，但凭借我国临床研究的基础优势，全球 10 款进入临床试验阶段的疫苗中有 5 款来自中国团队，其中包含全球首个启动二期临床研究的新冠疫苗品种。对此，在全国"两会"期间，全国人大代表、中国工程院院士张伯礼提出："加快疫苗进度必须加快研发进展，争取早日上市使用。有关新冠疫苗的研发、评价、检测、审批，各相关部门应按照公共卫生重大安全事件反应响应机制，全力以赴、特事特办，在遵循评审程序和保证疫苗质量的前提下，加快进度。"

如今的中国医药行业相比 17 年前发生了翻天覆地的变化。在 SARS 疫情出现的 2003 年，我国医药上市公司数量仅有 100 家左右，总市值为 0.2 万亿元。时至今日，医药上市公司数量已达到 320 余家，总市值突破 4.8 万亿元，板块结构、产业成熟度等都不可同日而语。加之当今政策与市场对新药和疫苗研发的重视，从中长期来看，这一领域将有较大的产业发展空间。

医疗器械，中高端国产化率将加强

在本次诊断和救治新冠肺炎患者的过程中，多达上百种的医疗器械发挥了重要作用，这些医疗器械包括无创呼吸机、有创呼吸机、监护仪、除颤仪、输液泵、注射泵、超声诊断仪、体外膜肺氧合机（ECMO）、移动 DR、计算机断层 X 射线成像系统（CT）、血气分析仪（POCT）、自动生化分析仪、检验试剂盒、荧光定量 PCR 仪、方舱设备、配送机器人等。

其中，因本次疫情，大多数人首次听说的 ECMO，被钟南山院士评价为"降低疫情死亡率的关键设备"。ECMO 即体外膜肺氧合，主要用来暂时代替人体的心脏和肺，发挥心脏和肺的功能，因此也被称为"人工心肺机"。作为高端技术医疗设备，ECMO 价格不菲，每台都在 100 万元以上，专用耗材同样昂贵。有媒体通过医务人员了解到，每次开机使用 ECMO，费用都在 10 万元人民币以上。中国体外生命支持协会的数据显示，截至 2018 年年末，中国仅有 260 家医院拥有 ECMO，全国设备数量仅有 400 余台，其中大部分由外企制造。目前，中国本土仅有 5 家企业生产 ECMO 设备，且其中 4 家为外资企业。另外，上游原料制约严重，肺膜介质目前全球仅由 3M 旗下的 Membrana 公司独家供应。这只是因本次疫情体现出的我国医疗器械领域现状的一个缩影。

为改善医疗能力，促进器械产业发展，2020 年 5 月 21 日，国家发改委、国家卫健委以及国家中医药局三部门联合发布了《关于印发公共卫生防控救治能力建设方案的通知》，明确了对于相关医疗器械设备和耗材的需求，提出了"新建一批、更换一批、扩增一批、配齐一批"的任务。这也意味着医疗器械市场将迎来新机遇。

作为近年来医疗器械投资的主要标的，体外诊断领域也因新冠而被人知晓。当前，核酸检测已成为诊断新冠感染的首要手段。其检测步骤为：首先通过分离患者呼吸道样本或血液样本中的病毒，提取病毒核酸；其次将病毒核酸与试剂盒成分混合，进行 RT-PCR 反应，并通过荧光定量 PCR 仪实时监测荧光曲线，从而判定样本中的病毒是否为新冠。我国已有多家企业在核酸检测领域深耕多年，因此在新冠基因组公布后，仅 15 天内我国企业就推出了 6 种检测试剂盒产品。可见我国体外诊断行业已经实现了从仿制国外产品到自主研发分子诊断产品的蜕变。

除检测试剂外，荧光定量 PCR 仪同样至关重要。由于病毒检测对设备精度要求极高，因此设备价值也通常在 30 万元到 100 万元。虽然在国内临床使用的荧光定量 PCR 仪中，国产品牌已达到了 70%，但其制造所需的原材料目前仍然需要依赖进口。

方舱医院被称为本次疫情期间的"诺亚方舟"，而移动 CT 是方舱医院得以实现的核心医疗设备。移动 CT 即将操作间、检查室、CT 设备集于一个集装箱大小的空间内，操作简单，检查高效，3 分钟即可完成一例胸部 CT 检查。同时，移动 CT 可以结合 5G 网络和云系统，实现远程阅片、会诊，以及 AI 人工辅助诊断功能。目前，国内临床使用的移动 CT 生产企业，本土企业占比超 80%。

上述几个案例不难看出，核心医疗器械领域拼的是"硬技术"。实现技术突破主要依靠两个模式：首先是本土创新，而创新主要来源于一线临床专家、头部企业和研究机构；其次是收购、并购海外项目。而这两种模式都离不开大量资本的参与。为打破外资医疗器械企业占据国内市场的局面，为国内医疗器械企业积累研发资本，近年来国家多次释放了加快医疗器械国产化进程的信号。工信部提出，到 2020 年、2025 年和 2030 年，县级医院国产中高端医疗器械占有率分别要达到 50%、70% 和 95% 的产业发展目标。政策具体方案的出台和各省市相应政策的切实落地，为具有创新能力的国内医疗器械企业带来了重大利好。

信息化，加速驶入数字时代

新冠肺炎疫情传播在我国能够得到快速、有效的控制，网络信息与数字化技术功不可没。与上述医疗器械及医药相比，数字医疗的创新与应用可谓更加迅速地投入"战场"。数字医疗的应用主要表现在以下几个方面。

其一，通过信息化，快速实现了区域医联体的应用。例如，短短 3 天时间内，在企业的共同参与下，福建省完成了覆盖 9 个地市卫健委、省内 98 家医院、100% 定点发热医院的应急指挥视频系统的建设，并在 17 家定点医院部署了新冠肺炎远程移动查房系统。在这一平台下，位于福建省新冠肺炎防治远程指导中心的省级专家，可以随时开展远程会诊和防护指导。自该系统开通以来，远程会诊总数累计达千余例，每场会诊时长达数小时，为"抗疫"一线提供了切实的支持。

其二，针对大众的互联网医疗服务模式迎来了难得的发展契机。例如，仅用 6 天时间建成的，在 2020 年 2 月初正式启用的"北京市新型冠状病毒感染肺炎在线医生咨询平台"，由北京医学会牵头，百度公司负责开发运营和维护，首批 11 家企业协助共建。该平台集合了 5G、人工智能、视频通信、远程医疗等现代化信息技术手段。在疫情防控期间，千余名北京医生 7×24 小时面向市民提供咨询服务，传播防治知识，引导市民缓解焦虑、有序就医，减少了交叉感染风险，减轻了公共医疗资源的占用压力。

其三，首次出现的"健康码"，通过大数据进行防控，成为城市数字化管理的一次成功的实践。在此次疫情中，以大数据为基础、反映个人疫情风险级别的健康码，代替了线下烦琐的登记和询问，大大提高了防控的效率和精准度。当前，随着各地生产生活的基本恢复，健康码的使用也显得越来越有必要。同时，健康码的使用范围也非常广泛，无论是出入小区还是进入商场、单位，出示健康码都成为必要条件。以数字信息手段实现现代化管理的思维模式或许在未来能够向更多医疗服务领域延续拓展。

疫情终将结束，而期间诞生的多项数字健康应用，无论是服务于医疗体系还是大众，都将对我国医疗健康管理方式产生深远的影响。在线下医疗受到影响期间，互联网医疗加速走近大众，新的用户习惯正在逐渐被培养起来。在国家医疗体系大力发展信息化的时代，与健康相关的所有信息，几乎都已实现在线化与数字化。大数据将成为未来重要的生产要素和企业核心资产，结合人工智能，为诊断、治疗、健康管理、医保保险、药物创新等领域提供更多支持。

3.3

AI融合创新，加速医疗领域价值成长

> 中国医疗产业环境正在快速进化，现实的土壤正在培育未来的龙头
> 企业。这种形势对于医疗创投行业来说无疑是重大的机遇。我们期望能更
> 敏锐地发掘更多优质的细分领域，布局具有较强壁垒的技术平台，寻找更
> 多具有卓越领导力的创始人和优秀团队，并成为他们的资本合作伙伴。
>
> —— 广州丹麓股权投资董事长　陆勤超

就国内医疗行业而言，2010 年以前，器械的核心投资逻辑是进口替代，药物市场以仿制为主，创新赋予产品的市场价值非常有限。但随着低端产能的饱和与居民基本医疗需求的满足，中国医疗行业进入了技术和商业模式的快速迭代期。近 10 年来，大量高层次人才回归，中国本土技术创新开始出现。我们看到越来越多的领域，国产产品与国际龙头产品的差距快速缩小，部分细分领域还能实现赶超。虽然目前实现赶超的比例还比较小，但是趋势非常明显。

成立于 2018 年的丹麓资本，创始团队不仅有着多年医疗行业的从业经历，更积累了在红杉中国基金这样的国内知名投资机构 10 余年的医疗投资实战经验。该企业投资战略的核心出发点是未满足的临床需求，在此基础上专注于创新性和前瞻性技术。例如，通过融合运用 AI，促进医疗关键技术、辅助药物开发、提升服务效率的创新型项目的实现，如致远慧图 Vistel 与 Manteia 等 AI 医疗项目。

医疗，"AI +"的前三领域

未被满足的临床需求是指供给与需求的不匹配，这也是中国医

疗行业的核心痛点。随着人口老龄化的加剧，医疗需求持续攀升，医保支付压力增大，医疗资源分配不均衡等问题短期内难以解决。在此背景下，以 AI 为主的新技术的实践应用将为医疗体系的改革及健康发展注入新活力。在数字化趋势及医改政策的引导下，医疗体系有望在中短期内实现医疗服务、支付、生产及流通体系的变革。

AI 概念的首次确立要追溯至 1956 年，而我国医疗领域最早关于 AI 的应用，则是 1978 年的"关幼波肝病诊疗程序"，这是我国第一次将 AI 应用到中医领域，自此以后，"中国中医治疗专家系统""林如高骨伤计算机诊疗系统"相继出现，形成了医疗 AI 的雏形。随后我国加快开展医疗 AI 产品的研发，1996 年前后专注 AI 研发的厂商相继出现。经过随后 20 余年的发展，从 2015 年开始，医疗 AI 投融资数量逐年攀升，百度、阿里、腾讯等巨头也纷纷进入市场，市场整合开始。2018 年，各省、市、地方关于医疗 AI 的文件相继出台，有力推动了医疗 AI 项目的落地，目前全国已有上千家三甲医院引入 AI 产品。同时，阿里"ET 医疗大脑"、腾讯"数字诊疗装备研发专项"等也陆续发布，进一步推高了市场热度。

市场表现自然吸引着资本对"AI+ 医疗"的关注，从图 3-3-1 所示的投融资事件数量上可见一斑。"AI+ 医疗"类项目在 2018 年的投融资总额高达 1176 亿元，仅次于 AI 汽车和 AI 制造业。传统的医疗巨头和科技巨头对医疗 AI 领域也十分关注，强生成立了 Verb Surgical 发力手术机器人和数字化手术平台，西门子则构建了 AI 影像解读平台 AI-Rad Companion 以及临床决策支持系统 AI-Pathway Companion，而 AI 技术界的大牛 Google 也在 2018 年发布了 AI 辅助乳腺癌诊断的产品。国内这方面同样没有缺席，阿里 Doctor You、腾讯觅影、百度灵医等也纷纷上线，意图抢占"AI+ 医疗"领域的先机。

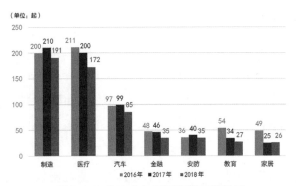

图 3-3-1　"AI+"各行业投融资事件数量

　　具体到 "AI+ 医疗"的产品应用中，主要有面向企业（B 端）和面向个人（C 端）两大场景。其中，面向 B 端的应用场景主要是 AI 医学影像、辅助诊断、药物研发等；面向 C 端的应用场景则更多地集中于在线问诊、健康管理上。图 3-3-2 所示为当前 "AI+ 医疗"领域的主要应用发展方向。2018 年 8 月发布的《医疗器械分类目录》明确指出，各类医疗 AI 产品也需申办医疗器械许可证方可进入商用市场。

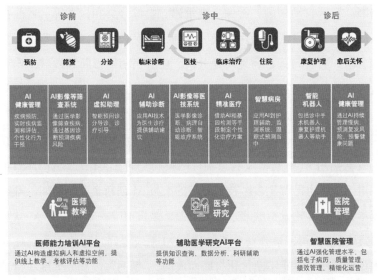

图 3-3-2　"AI+ 医疗"领域的主要应用发展方向

医学影像，最成熟的医疗 AI 应用

人工智能技术在算力、算法、数据上都有着远超人力的表现。医疗领域因为拥有大量的数据，且对精准高效的诊疗与操作存在现实需求，因此成为 AI 技术合适的应用场景。影像科和放疗科医生始终供给不足，而且医生工作量大，因而误诊率、漏诊率始终较高，同时受限于医师的读片速度，诊断耗费的时间也相对较长。而这些难点恰恰是 AI 的强项，因此可以在医疗领域应用计算机视觉技术。由于医学影像的图片数据结构简单，加之用于训练的数据案例较易获取，图像识别技术已足够成熟，因此医学影像自然成为医疗 AI 的主要切入点。目前，AI 医学影像已成为重要的临床诊断方法，更是医学数据的主要体现方式，目前超过 90% 的医疗数据来自医学影像。

AI 医学影像目前已成为医疗与 AI 结合最为成熟的领域。AI 的介入大幅增强了医疗领域图像分割、特征提取、定量分析、对比分析等能力，并可大批量、快速处理病灶识别与标注，进行病灶性质判断、靶区自动勾画、影像三维重建、影像分类和检索等。目前在眼底筛查、X 线胸片阅片、脑区分割、脑疾病诊断、骨伤鉴定、骨龄分析、器官勾画、病理切片分析、皮肤病辅助诊断等领域，均有较为成熟的 AI 产品。

以眼科为例，目前基于眼底照的 AI 算法对于眼底疾病、视神经疾病的诊断已经接近人类医师的水准。2018 年，FDA 已批准了世界上首款使用 AI 检测糖尿病患者视网膜病变的二类医疗设备 IDx-DR 上市。中国也已诞生多家技术先进的眼科 AI 创新企业，例如，丹麓资本在 Pre-A 轮投资的北京致远慧图，是目前唯一拿到眼科 AI 欧盟 CE 认证的公司，该公司分析软件的 AI 系统是经过近百万个病灶样本训练，历时 3 年不断优化打磨而成的，"糖网"筛查敏感度和特异度均在 93% 以上，目前已在国内外 500 多家医疗机构落地，并在北京、河南、江苏建有阅片中心，服务过近百万名患者。未来 AI 医学影像若能结合诊断分级系统，正确引导不同疾病程度的患者到对应的医疗机构就诊，则能够有效解决筛查需求与现有眼科医师数量严重不匹配的问题，极大地拓宽眼病筛查人群的覆盖范围。

　　尽管 AI 产品形态和算法已经较为成熟，然而由于当前监管方面存在困难，AI 影像产品在国内的商业化落地模式尚不完全清晰。监管的主要瓶颈在于，AI 不同于传统的计算机辅助系统，其具有自学习和快速迭代的特性，推理过程也不完全透明，需要通过有效手段明确其是否能产生一致的、稳健的、可靠的结论。尽管已经有多家公司的产品获得了二类医疗器械认证，但产品应用仅限用于病灶检出、异常征象识别，检出和识别后再由医生确认病症，这类产品暂不可用于诊断领域。目前尚无 AI 影像产品获得三类器械认证，因此，AI 影像产品不能开展自主诊断，限制了其场景的应用。预计近年内随着首批三类器械证的发放，AI 医学影像市场能够再次被注入发展的强心剂。

AI 让诊疗更加精准、安全、高效

　　如上所述，应用于辅助诊断的 AI 产品将成为医学领域未来的主流发展方向。随着科学技术的发展，医学专业将不断壮大，细分门类也越来越多，临床医生将难以广泛掌握自身专业范围外的疾病种类。然而，临床真实环境中的疾病情况通常需要医生具有多学科、多领域的综合诊断能力，再加上中国当前的基层医师资源不足、经验不足，造成中国基层医疗机构发展很难突破瓶颈。而人工智能参与诊断环节，为解决上述问题提供了极大可能。

AI 辅助诊断的模式大致分为三个环节："理解病症""评定医学证据""选择治疗方案"。利用文字处理、认知计算、逻辑推理、机器学习、信息检索等技术，人工智能可以判断患者的病症，为医生进行疾病诊断与制定治疗方案提供辅助。

通常来讲，AI 辅助诊断的过程一般是，首先，通过患者自述、医生检查、分析化验结果、观察医学影像等来获取信息，然后利用 AI 过滤其中的关键特征，并与患者的历史健康信息结合理解。这一过程中，AI 可以基于分析要求患者或医生提供某方面的病症补充，或提示患者进行某些补充检查。其次，AI 将结合从文献、诊疗标准、临床指南和临床经验等数据积累中学习的知识，通过知识图谱和推理假设将获取的病症信息联系起来，利用可能的结论、置信度及证据，生成诊断结论和治疗方案。最后，医生在权衡疗效、副作用、疾病转移及其他因素后，形成最终诊断。

服务于不同场景的 AI 辅助诊断，其形态和功能亦不相同，目前在检查项目推荐、临床异常检查、合理用药、手术规划、临床质量管理、医疗知识检索、相似病历检索等方面都有实际应用。其中，肿瘤、血液、骨科、神经等方面重要疾病的辅助诊断与决策已成为相关赛道的发展重点。例如，丹麓资本在 2019 年投资的 Manteia，是一家依托于深度学习和传统算法研究的放射治疗系统研发公司。众所周知，放疗、手术、药物是肿瘤最主要的治疗手段，约 70% 的癌症患者在治疗过程中都需要接受放射治疗，Manteia 开发出的自适应放疗技术（Adaptive Radiation Therapy，ART）可以根据肿瘤大小、形态及位置变化，通过沉淀有效结构化数据产生的机器学习和数据技术的优化算法，以秒为单位实时调整治疗计划，实现精准放疗，在对肿瘤靶区高剂量、高精准照射的同时，还能最大限度保护危及器官，从而降低放射性并发症的发生概率。这一技术已被国际公认为放疗领域新一代的革命性技术。根据其团队提供的临床研究数据，该 ART 系统可将部分肿瘤局部控制率提高近 20%，正常组织受量降低近 30%。该系统在 2020 年 3 月获批，已成为国内第一家获得 FDA 认证的肿瘤 AI 类放疗产品。

AI 辅助研发，新药不再"双 10"

一种新药从最初发现先导化合物到最终上市，需要经历漫长的过程。前瞻产业研究院的一篇报告曾指出，国际上研发一种新药的成本已经超过 10 亿美元，研发周期超过 10 年。而据美国 Tufts 药物开发研究中心 2016 年给出的研究数据，每种新药的研发需要 28.7 亿美元的投资，而且成功率极低，平均研制的 5000 种药物中，只有 5 种能够进入动物实验阶段，而这其中只有 1 种药物能够进入临床试验阶段。由此可见，能够更高效地锁定解决方案的 AI 技术与新药研发结合将有巨大的经济价值。

在药物研发阶段，AI 应用主要集中在三个环节：靶点筛选、药物挖掘、药物优化。靶点筛选过程中，人工智能可以进行文献挖掘，用生物和化学预测方法发现新靶点，也可以对已公开药物和人体的靶点进行交叉研究和匹配，以发现新的有效结合。相较上述功能，AI 在药物挖掘的应用上则更为成熟。利用虚拟筛选技术，在计算机中模拟实体筛选过程，建立合理的药效团模型，与化合物数据库进行匹配；利用 AI 对大量分子数据进行训练来预测候选药物，并通过分子模拟手段，计算化合物库中的小分子与靶标结合的能力，提高筛选的速度和成功率，从而减少实物构建所需的成本投入。在随后的药物优化环节，AI 可通过对千万级的分子监控，预测其活性、毒性和不良反应等，完成候选化合物的挑选和开发。

　　通常，相关 AI 技术方会以具体项目的方式，与大型药企或临床前 CRO 机构进行合作。制药巨头默克公司正在开展相关项目，辉瑞公司也开始与 IBM Watson 合作研发免疫肿瘤药物。当然除了 GE（通用）、IBM 这样的大公司，初创企业也占据了很大的比例。从全球范围来讲，自 2016 年以来，AI 药物研发企业的投融资每年都在增加，2017 年和 2018 年同比都有大幅增长，如图 3-3-3 所示。

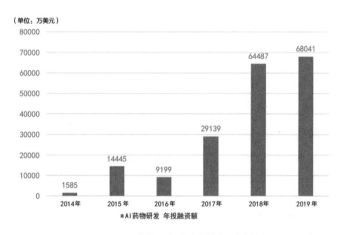

图 3-3-3　AI 药物研发企业年度投融资总额

　　不仅是药物研发，现阶段 AI 在合理用药领域也开始逐渐实现融合应用。AI 可依托于基因组学大数据，单独订制每位患者的用药，无论是基因突变导致的药物敏感性差异，还是体重等个体差异带来的用药剂量微调，都可以通过人工智能精准计算。目前以研发和应用为目的的数据收集正在全国范围内稳步推进。

　　医学影像、辅助诊疗、新药研发仅仅是 AI 当前应用较为成熟、前景相对清晰的领域，而在其他更多的领域，如健康管理、精准医疗、医疗保险，也都开始了与 AI 结合的探索。人工智能用于医疗行业的融合创新越来越受到重视，已是不可逆转的趋势。相信随着电子病历工程的逐渐完善，数据的不断扩充，文本挖掘、语音识别等技术的不断升级，自主学习能力的不断提升，AI 一定会在医疗数据挖掘与应用上提供更多的人类想象之外的助力，从而加速医疗领域企业价值的提升。

— 3.4 ————————————————————

创新技术是医疗器械投资的关键

> 从事医疗领域投资，需要不断积累项目资源，提升整合能力，逐步从财务投资变为产业投资，再到战略投资，最终实现生态投资，从而更有效地为被投企业赋能。目前普华资本在医疗板块已投资近 80 个项目，投资额约合 30 亿元人民币。2016 年至 2017 年的早期项目大部分已培育成熟，预计 3~5 家将在近年实现上市。

> —— 浙江普华天勤股权投资管理有限公司创始人 沈琴华

从低端制造转型到创新研发

2020 年年初，新冠肺炎席卷全球，从防护、诊断，再到治疗，医疗器械行业经历了一场巨大的考验。医用口罩、防护服、检测试剂盒、人工心肺机等医疗物资，一段时间内在全世界范围供不应求。在我国疫情得到一定控制后，相关部门更是紧急出台了加快审批、加强监管、保障医疗器械安全等多项政策，有序地快速提升产能，在医疗器械供应上为全球"抗疫"提供了极大的助力。

然而客观来讲，中国出口的口罩、体温计都属于低值产品，呼吸机、检测试剂也仅仅是医疗器械产品中很小的一部分，实际上目前国产产品仍集中在中低端品种上，大部分高端医疗器械主要依赖于进口。《医疗器械蓝皮书：中国医疗器械行业发展报告（2019）》显示，我国医疗器械生产企业90%以上为中小型企业，主营收入年平均额为3000万~4000万元。而市场方面，根据前瞻产业研究院的数据，我国医疗器械市场的25%是高端产品，这其中的70%由外资占领。这些外资企业垄断着医学影像设备和体外诊断等技术壁垒较高的领域，市场占有率超过80%。

这一现状是历史因素导致的。在我国医疗器械发展的最初阶段，受到早期国内工业起步晚、生产力技术水平不足、基础研究相对薄弱、人才匮乏等诸多因素的影响，医疗器械行业发展进程缓慢。再加上我国人口基数大，基础医疗需求高，因此早期的国内企业都以生产中低端的基础医疗器械作为发展重点。鉴于此，2015年国家发布《中国制造2025》，明确提出要提高医疗器械的创新能力和产业化水平，重点发展影像设备、医用机器人等高性能诊疗设备，全降解血管支架等高值医用耗材，可穿戴、远程诊疗等移动医疗产品，实现生物3D打印、诱导多能干细胞等新技术的突破和应用。

此举明确了我国医疗器械行业的发展方向，但截止到2017年，国内能够带动行业，产值可观的龙头企业并不多。根据国际知名医疗行业调研机构Evaluate MedTech的统计，从全球市场看，前20大医疗器械种类销售额达3420亿美元，合计市场规模占医疗器械总体规模的54.5%。反观国内，医疗器械行业的集中程度较低，前20家上市公司的市场占有率仅有14.2%。

为引导市场加速淘汰同质化的落后产能，扶持具有核心技术优势的企业尽快实现平台化，从 2016 年至今，中共中央、国务院各有关部委、国家药品监督管理局等部门连续发布多项政策，深化审评审批制度改革、治理高值医用耗材改革、疾病诊断相关分组付费、医联体、分级诊疗、医疗器械注册人制度等一系列重磅政策和措施相继出台，对医疗器械行业提出了新的要求，同时赋予了其新的机会。

　　医疗器械行业的发展需要由产业政策引导，通过市场推动，促使企业提高创新和研发能力，做优做强，提高产业集中度。各方力量需联合起来，共同驱动医疗器械行业的现代化和标准化发展。

医疗器械融资并购从量变到质变

　　受宏观经济环境以及新政策的影响，2019 年国内资本市场对于医疗器械领域，无论是私募融资还是并购整合，都变得更为谨慎。医疗器械市场投资的盲目狂热逐渐褪去，回归到"精挑细选"的价值投资上来。

　　在投融资方面，海外医疗器械行业 2019 年的融资总额为 72 亿美元。其中，美国以 48 亿美元的总金额遥遥领先，法国以 4.4 亿美元位列第二，以色列的融资金额为 3.7 亿美元，挤入前三。国际投资机构关注的领域，主要集中在骨科、心血管科、神经科、外周血管、齿科，以及眼科、泌尿科、血透、皮肤病、糖尿病等多个赛道。

　　反观国内，2019 年较 2018 年有所下滑。根据动脉网公布的统计数据，2019 年医疗器械领域已披露的融资金额约为 7 亿美元，较 2018 年减少了 8.6%；交易项目数量为 75 个，大幅减少了 21%，如图 3-4-1 所示。虽然融资金额总量有所减少，但是单笔交易额却呈上升趋势。2019 年已披露融资金额的交易平均募资金额为 1213 万美元，较 2018 年上升了 9.6%。其中，小于 700 万美元的交易仅有 4 个，融资金额集中于 700 万~1500 万美元的项目达 44 个，融资金额在 1500 万~3000 万美元的项目有 9 个，3000 万美元以上的交易项目仅有 1 个。

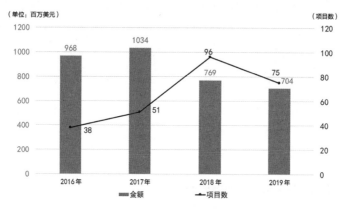

图 3-4-1　2016—2019 年国内的融资情况

根据清科研究中心《2020 年中国医疗器械行业投融资分析报告》的数据，2014—2019 年，我国医疗器械行业投资交易主要集中在 A 轮和 B 轮，属于这两轮的投资案例合计 943 起，占比超过了 60.9%，总投资额达 420 亿元，占比超过了 50.4%。如果从被投企业的发展阶段来统计，投资机构更偏重投资处于扩张期和成熟期的企业。在全部投资案例中，处于扩张期、成熟期企业的案例数占比超过了 64.3%，投资金额占比超过了 86.5%。

在企业并购方面，根据已披露的交易数据，我国 2019 年医疗器械并购交易大幅减少（见图 3-4-2），全年总并购交易金额仅为 2 亿美元，约为 2018 年的 5%；全年并购交易数量为 33 笔，为 2018 年的 10%。不同于国内，海外并购交易依然活跃，2019 年已披露交易总额达 346 亿美元，其中单笔交易额排在前三位的交易，其并购金额均超过了 40 亿美元。

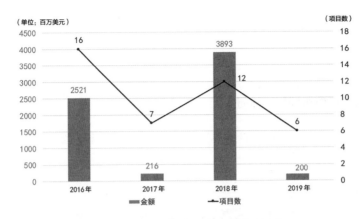

图 3-4-2 国内医疗器械领域已披露的并购情况

就资本退出路径来讲，根据清科研究中心《2020 年中国医疗器械行业投融资分析报告》的数据，2014—2019 年，中国医疗器械行业退出案例数共计 488 个，退出金额共计 501.0 亿元。首先，通过 IPO 退出的项目高达 258 个，占总退出案例的 52.8%，退出金额达 347.37 亿元，占总退出金额的 69.3%；其次，以并购的方式退出的数量约占总数的 14.5%。由此可见，IPO 退出依然是投资机构的最优选择。

科创板和港股"18A 新规"为 2019 年的医疗器械领域带来了重大利好。2019 年 7 月，微创心脉和南微医学成为器械板块在科创板的第一批上市企业。随后在开板的半年时间内，一共有 16 家医药生物企业成功登陆，其中医疗器械企业有 7 家，接近半数。而从随后的涨幅来看，排除疫情的特殊因素，截至 2019 年 12 月 31 日，医疗器械企业更是领跑整个生物医药板块，已发行的 16 家企业平均涨幅约为 90%，而器械类企业的平均涨幅为 105%，其中，南微医学、心脉医疗、赛诺医疗三家涨幅均超过了 100%。2017 年年底修订的香港交易所"18A 新规"，更是开设了绿色通道，向尚未产生收入或利润的医疗器械企业敞开了大门，在众多生物医药企业登陆港股之后，

2019 年 12 月，启明医疗在港交所主板上市，成为首个登陆港交所的医疗器械企业。

新技术投资布局与国际同步

2000 年以后，体外诊断逐渐起势，成为医疗器械领域的新风口。2014—2019 年，中国医疗器械行业的投资主要集中在体外诊断、生命支持与基础器械、医学影像三个领域，如图 3-4-3 所示。同时，在近年来已披露的投资案例中，以三类医疗器械中的植入器械为代表的高值耗材领域，也始终保持着较高的投资热度。

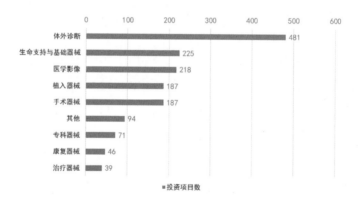

图 3-4-3　2014—2019 年中国医疗器械的投资领域

《中国制造 2025》重点提及的医用机器人、生物 3D 打印等赛道的投资占比在近年来也有较为明显的提升，且已成为全球医疗领域投资的新热点。

医疗机器人是指用于医院、诊所的医疗或辅助医疗的机器人，根据用途的不同，可分为手术机器人、康复机器人、辅助机器人和服务机器人。目前外科手术机器人的应用范围最广且最具前景，其提供的强大功能克服了传统外科手术中精确度差、手术时间过长、医生疲劳、缺乏三维精度视野等问题。国际投资界巨头在这一领域的投资布局可谓不惜重金，仅 2019 年 2 月就有两起重磅收购事件。2018 年全球医疗器械 50 强排行榜中位于第 22 位的施乐辉（Smith & Nephew），以超 30 亿美元收购了专注微创脊柱修复外科产品的医疗器械公司 NuVasive。几乎同一时间，全球医疗器械营收排名第二的强生医疗（Johnson & Johnson）高调宣布，以 57.5 亿美元成功收购手术机器人公司 Auris Health。上述两个巨额交易吸引了全球投资机构对医疗机器人领域的高度关注。

国内也有大量投资机构纷纷布局手术机器人。例如，普华资本、真格基金、海泉基金等共同投资的北京柏惠维康，在 2018 年年底，完成了 1.3 亿元的 C 轮融资。其下研发生产有"睿米（Remebot）"神经外科手术机器人。该产品已在 2018 年 4 月正式通过 NMPA 的三类医疗器械审查，成为国内首款正式获批的神经外科手术机器人产品，也是该领域全球第二款在原产地获批的产品。"睿米"机器人可以辅助医生完成定位精度小于 1mm 的微创手术，目前已进入北京的天坛医院、宣武医院、中国人民解放军总医院（301 医院）、协和医院等近 30 家医院，被广泛应用于颅内活检、脑出血、帕金森病、癫痫等近百种神经外科疾病，并在 2019 年被"健康中国论坛"评选为"健康中国十大医疗器械"。

国内同样被看好的机器人项目还有很多，仅普华资本，在"睿米"之外，还分别布局了出身北京理工大学的鼻腔、口腔手术机器人"艾瑞迈迪（Ariemedi）"，以及骨科手术机器人"键嘉"等项目。

不亚于机器人的诞生，3D 打印技术作为一项划时代的发明，正在潜移默化地改变整个世界，自然也引发了医疗领域的跨界领跑。从 3D 打印器官、假肢，再到与人类健康息息相关的 3D 打印制药，无不标志着未来医疗发展的新方向。

2018 年 7 月，普华资本完成了国内知名生物 3D 打印公司杭州捷诺飞的 B 轮投资。该企业由杭州电子科技大学的徐铭恩教授创办，2017 年推出国内第一代高通量集成化生物 3D 打印机 Bio-architect X，集纳了 50 余项技术创新和突破，其打印喷头可兼容多种打印原理，并可多通道协同，实现了对医疗制品的大批量稳定制备。随后在 2018 年，捷诺飞联合清华大学、杭州电子科技大学等高校，发布了由"国家重点研发计划"资助研发的第一代 3D 打印器官芯片产品 OrganTrial。捷诺飞的打印设备与技术已可以批量打印出品质稳定的人工皮肤、人工软骨，甚至是肝组织等，打印出的细胞存活率达 90%，最长存活时间为 4 个月。这一技术为药物筛选和体外一致性评价、食品和化妆品的安全性和功效检测等领域提供了新的精准研发平台。

当金融资本遇见创新技术，好的投资项目不仅能加速产品与应用的诞生，更早地为医疗领域做出贡献，还能为资本带来优厚的收益。在日益增长的市场需求的带动下，围绕癌症治疗布局已成为生物医药、生物科技领域投资的重点方向。相应地，在医疗器械领域，肿瘤消融类技术产品的关注度也逐步提升。2019 年 6 月，在放射设备市场中占据 70% 份额的医疗器械巨头瓦里安，宣布以 1.85 亿美元收购生产冷冻消融和微波消融产品的 Endocare，以及为肝癌治疗提供栓塞疗法的艾力康，此举再次引发了全球医疗器械行业对该领域的高度重视。

在我国，部分机构很早就开始了对肿瘤消融设备的投资布局，例如，2019 年 6 月于上海证券交易所科创板通过上市审核的"南京微创"，其主要产品中就包括肿瘤消融设备，三甲医院覆盖率达 55% 以上。该公司在 2016 年获得了普华资本的战略投资，当时该企业的主营收入为 4.14 亿元，估值约达 12.5 亿元。而仅仅两年，凭借其产品技术优势，该企业在 2018 年的主营收入已超过 9 亿元，估值更达 280 亿元。

由上述几个案例不难看出，在医疗领域，越来越多的资本从关注模式创新转向关注技术创新，而且是硬科技创新，同时也有越来越多的投资机构开始增加对 "to B" 类型产品的关注。下一个 10 年里，可能很难再有依靠人口红利和资本助推短时间内获得巨大成长和商业回报的机会。因为在医疗领域，核心技术的积累往往需要将近 10 年甚至更长时间，但一旦成功，就能成为 "人无我有" 的核心竞争力。因此，在新政策的规范引导和新投资逻辑的资本推动下，创新研发将成为国内医疗器械企业未来的首要方向。

── 3.5 ─────────────────────
用资本为中国创新药提速

> 正如研发一款新药需要 10 年时间，建信资本投资创新药也是不断深耕和积累的过程。从 2010 年对医药行业的跟踪聚焦，到 2015 年对优质创新药项目的果断出手，再到近几年被投企业的产品陆续实现临床应用，并在资本市场上市，今天我们可以判断自己选对了方向。
>
> —— 上海建信资本创始合伙人　张银成

是香饽饽，也是难啃的硬骨头

"没有金刚钻，不揽瓷器活"。一级市场里任何一家成熟的投资机构都不会把钱投给自己"看不懂"的企业,这在医疗健康项目投资中尤为明显。尽管中国已成为全球第二大医药市场,我国药品市场规模已接近 2 万亿元,但敢于大手笔投资早期生物医药项目的投资机构少之又少,这是由医药行业的特殊性决定的,如图 3-5-1 所示。

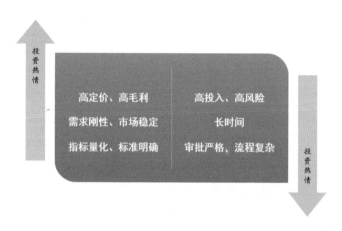

图 3-5-1 创新药领域的发展特点

不可否认,一款优质创新药的市场前景是十分诱人的。例如,"药王"修美乐曾一度全球销售额 7 连贯,2018 年销售收入高达 199.36 亿美元,其生产公司艾伯维(ABBA)2018 年的市值接近 1347.5 亿美元,在全球制药企业市值排名中位列第六。这是由于创新药产品往往是瞄准临床需求而研发的,一旦成功上市,就能迅速占领市场,成为患者的刚需产品。国内同样如此,有些企业 5 年前还不存在,现在估值已经达到 10 亿、20 亿美元。但事实也告诉人们,在有效市场中,风险与收益是对等的。

世界知名投资银行 Harris Williams 曾做过一项统计,在进入药物研发管道的 5000~10000 个先导化合物中,平均只有 250 个能进入临床试验阶段,平均最终只有 1 个能获得监管部门的新药批准。成功的背后是大量的前期研发工作。昆泰医药（IQVIA）在其发布的报告中指出，2018 年获批药物从专利申请到上市平均每种需要 13.6 年，一种药物从临床 I 期到研发结束的平均开发时间为 12.5 年，从临床 I 期到监管提交阶段的综合成功率为 11.4%。

这也能解释为什么原创新药很贵，一款药的成本不仅是药本身的成本，也是所有失败尝试的成本叠加。而推向市场时高昂的费用又会影响收益，从而影响企业估值。因此，投资大、周期长、不确定性高的创新药项目，让绝大多数投资机构望而却步。

政策加持，提速国内新药发展

2020 年，在全球新冠肺炎疫情的影响下，医疗与生命科技行业再次成为市场关注的焦点。即便 2016 年全球医药行业中一些颇受瞩目的创新药物在研产品遭遇挫折，但随后两年，美国新药获批重回加速态势。2018 年美国获批新药数量再创新高，达到 59 项，如图 3-5-2 所示。

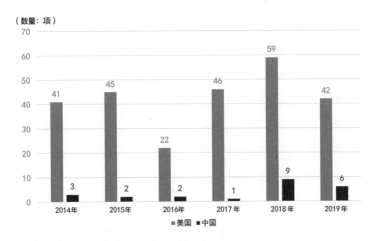

图 3-5-2　中美两国获批创新药数量对比

　　国际上，以肿瘤免疫疗法为代表的生物科技获得了"优先审查""快速通道""加速批准"等政策的大力扶持，加速了创新型药物在全球的开发与上市。国内同样加速了医药行业改革，为推动创新药研发和上市，政策组合连发。国内的创新药产业受政策影响，也正在发生颠覆性的变化。

　　2019 年是我国生物医药行业重要的提速年。一方面，2019 年 8 月，《中华人民共和国药品管理法》进行了 18 年来的首次重大修订。本次修订涉及多项调整，如明确药品上市许可持有人制度，实施临床试验备案制，通过药品追踪确保问责，用自主申报和跟踪检查替代临床试验机构资格认定等。与此同时，2019 年我国更新了长达 8 年没有调整的"中国医保目录"，预计未来创新药上市提速后，这一更新或成常态。另一方面，国家带量采购由"4+7"进一步扩大至全国范围，为医药市场格局带来新的挑战。无论是大型传统药企还是中小型生物科技公司，都渐渐认识到，扎扎实实做创新，参与全球市场的竞争，已然成为生存发展的必经之路，而不再是选项之一。

　　近年来，在各类措施、政策，以及国家药品审评中心（CDE）持续改革的综合作用下，国内外新药上市的时间差越来越小。从历史上看，中国新药上市的速度往往滞后国外 5~10 年，但基于 2019 年在中国上市的所有新药的统计，这一差距已缩短至 4 年左右，甚至一部分新药的上市差距已缩短至不到 1 年。虽然近年来新药投资市场的热度在高峰过后有所下降，但支持政策的陆续出现再次稳定了投资者资金入场的信心。

融资阶段前移，并购洗牌加速

在融资市场方面，我国医药及生物技术行业 2019 年公开披露的融资总金额为 40 亿美元，相比 2018 年降低了 30%，融资交易次数减少了约 20%。2019 年有 117 笔交易，平均单笔交易金额约为 3400 万美元，下降了 13%。近年我国医药及生物技术行业融资金额及项目数如图 3-5-3 所示。

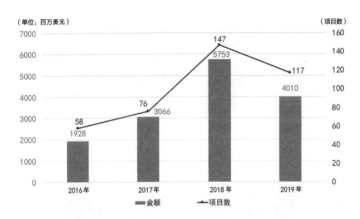

图 3-5-3　我国 2016—2019 年融资交易情况

如果按照融资金额大小划分，2019 年呈现出如下变化：大于 1 亿美元的项目数量降低了 29%，0.5 亿 ~1 亿美元的交易笔数变化不大，1500 万 ~5000 万美元的项目数减少了 34%，单笔金额少于 1500 万美元的交易笔数变化不大，但融资金额有明显提高，形成逆势上行的现象。

可以看出，2019 年医药行业投资机构态度趋于保守，单笔投资金额降低，投资阶段前移的趋势较为明显。虽然大金额融资的回落显示市场热度有所减退，但已经进入成长中后期的企业融资仍稳健增长，预计未来两年会有较多退出机会，这将引领整个行业进入良性循环。未来能够展示初步临床数据和高效执行能力的成长初期企业将对投资人有较大吸引力。切实解决临床痛点，并且在全球范围内具备较强创新性的成长中后期企业，未来将越来越受到市场的青睐。

与融资市场的放缓态势不同，在并购市场上，我国医药及生物技术行业 2019 年并购交易无论是数量还是金额，都达到了 2017 年以来的高峰，如图 3-5-4 所示。2019 年全年总并购交易金额约 40 亿美元，在 2018 年的基础上提升了 3 倍，全年并购交易数量达 20 笔，比 2018 年增加了 25%。在 2019 年出台的"一致性评价""带量采购""辅助用药监管"等一系列政策的影响下，国内药企的竞争越发激烈，市场门槛变得更高，因此许多细分赛道开始加速进入融合阶段，并购整合可能将成为未来几年医药行业的主旋律。

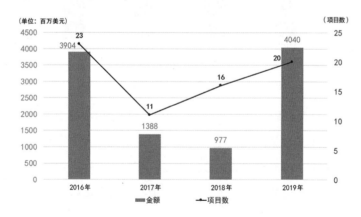

图 3-5-4　我国 2016—2019 年并购交易情况

在医药企业 IPO 表现方面，2019 年翰森制药以 11 亿美元的募资额居全球首位，但港股医药企业市值前十名的融资总额比美股前十名高出了 15 亿美元，由此可以看出中国二级市场强大的募资能力。

国内科创板上市的药企 2019 年的平均涨幅接近 200%，中位涨幅为 165%。而港股方面，常规途径上市的公司基本都优于恒生指数表现，港股 18A 上市企业却大多皆跌破发行价格。由此可见，香港二级市场投资人更看好拥有商业化产品的企业。当然，疫情之下的 2020 年年初，香港资本市场情况有所改观，诺诚建华、康方生物、沛嘉医疗、康希诺、康宁杰瑞等一批生物医药上市公司受到投资人的追捧，成为惨淡市场的别样风景。

创新药需要深耕，收获期即将到来

对于创新药项目，虽然大多数机构普遍表示"不敢投、投不准"，但也有些投资机构凭借自身团队的独特优势，持续在这一投资版图里深耕细作。例如，2010 年成立的建信资本，至今有超过 80% 的项目聚焦于创新药早期投资，其主要关注抗肿瘤、自身免疫性疾病、抗病毒三个领域，投资阶段在以 A 轮为主的早中期，单笔投资规模在 3000 万元至 1 亿元人民币。那么什么样的创新药企业更容易获得投资机构的青睐呢？我们不妨通过以下两个经典投资案例来探讨一下医药行业的投资逻辑。

第一个案例是 2017 年建信资本参与投资诺诚建华。"早期投资看团队"是投资者评估被投企业时普遍需要考虑的核心因素之一，而诺诚建华的创始人团队正是被投资机构看好的那一类。其 CEO 崔霁松博士在美国完成学业后到美国默克公司，开始了 10 多年的药物研发工作，先后领导和参与了多个疾病领域的新药研发项目，积累了丰富的医药研究、开发与管理经验。崔霁松于 2011 年回国担任 PPD 旗下保诺科技的总经理兼首席科学官。2015 年，崔博士和施一公院士联合创建诺诚建华，崔博士担任 CEO，施一公院士担任科学顾问委员会主席。除此二人外，创始人团队中还有癌症基因组学专家张泽民博士等多位在业内多有建树的科学家。

基于公司的药物发现和开发平台，团队展现了强大的执行力，5年内公司管线拥有了 9 种候选药物，其中奥布替尼（ICP-022）已有两项适应证提交新药申请（NDA），第二、三款候选药物处于 I/II 期临床试验阶段。奥布替尼可用于肿瘤和自身免疫疾病的治疗，属于安全有效的布鲁顿酪氨酚激酶（BTK）抑制剂，与已获批准的 BTK 抑制剂相比，奥布替尼显示出更高的选择性和更卓越的安全特性。诺诚建华公司成立以来完成了多轮融资，建信资本坚定地看好诺诚建华的发展，跟进了每一轮投资。诺诚建华的投资者还有维梧资本、正心谷资本等。2020 年 3 月，诺诚建华在港交所上市，摩根士丹利和高盛担任联席保荐人，上市首日市值达 126 亿元，随后一路上涨，2020 年 5 月，公司市值达 200 亿元左右。

第二个投资案例是康方生物，这家企业的创始人团队同样是专业领域的精英人才。首先该团队拥有国家特聘专家夏瑜博士，这位女性创业者拥有 20 余年学术界和生物制药工业界的从业经历；其次其团队汇集了辉瑞公司原研发总监、美国加州阿迪亚生物制药公司执行顾问、美国雅培公司科学家等优秀人才。

康方生物致力于发现和开发具有自主知识产权的创新型抗体新药，以满足国内外医药市场的需求。其成立后首年就获得了上海建信资本的天使轮投资。2015 年 7 月，公司完成了人民币 1.3 亿元的 A 轮融资，投资方包括深创投、建信资本。随后，这几家机构一直伴随着康方生物的成长，在后续的融资轮次中屡次增资。A 轮融资时，康方生物的估值只有约 3.3 亿元人民币，到 2019 年年底的 D 轮融资时，康方生物的估值折合人民币已经达到 58.2 亿元，4 年内增长了 16 倍。

在资本的助力下，康方生物的研发进程也大大提速，在投资方的资源整合协助下，康方生物屡次与大型制药企业达成合作。2015年，康方生物以 2 亿美元的价格将肿瘤免疫治疗单克隆抗体药物 AK-107 的全球独家开发和销售权成功转让给美国默沙东公司，这是默沙东在全球尽调 30 余个项目后，最后签约的唯一一家公司。这说明我国原研药产品的技术和质量已经得到国际上的认可。此举开创了国内企业向国际制药巨头进行技术输出的先河。2016 年，康方生物又与东瑞医药成立合资公司，共同开发 AK102 和 AK109。2018 年，康方生物与 GE 合作，建立了华南地区第一家采用 GE FlexFactory 技术的生物制剂生产车间。2019 年，康方生物与中国生物制药公司旗下的正大天晴制药集团有限公司签订了合营协议，共同开发及商业化 AK105 项目。至今，康方生物成立 8 年，有超过 20 个药物开发项目，其中 12 个为处于临床开发阶段的抗体，6 个双特异性抗体（2个处于临床阶段）及 4 个获得 FDA 的 IND 批准的抗体。康方生物于 2020 年 4 月在港股上市，首日收盘市值达到 185.44 亿港元。

通过上述案例不难看出，如果可以在新药研发的早期阶段介入创新药项目，将能实现更高的回报，这恰好对应了 2019 年融资交易市场重心向新药研发早期阶段转移的现象。但是有资格成为早期新药项目的捕风者，作为企业早期引入的外部投资人，不仅需要有足够的风险评估能力、价值赋予能力，还需要具备对企业定价的能力。新药市场由机构定价，越接近上市的企业，与对标企业二级市场估值就越具可比性。对于早期阶段的企业来说，定价区间可以很大。对价格的预判是否合理取决于投资人对行业的理解是否深入，能否梳理出项目变现的路径并判断出项目未来的价值。

找到有潜力的项目并不容易，投资团队须具备投资所需的医药专业知识储备。目前，我国聚焦新药领域的投资机构，其团队大多配备具有医药行业龙头企业从业经验的人员，有的团队成员甚至出身科研领域。这些投资团队在机构重点投资方向，如肿瘤、糖尿病、抗病毒和自身免疫性疾病等治疗领域深入布局，长期追踪细分赛道内的人才、技术和市场动态。

药物领域创业团队的核心优势往往在于专业知识与研发能力，而关于市场、合作、管线推出的节奏，投资机构可以补充辅助。因此，医药投资机构需要对国内外新药开发环境实现精准把握，对产品线、技术平台和技术优势保持思路清晰，通常会在关键人员、项目、合作伙伴的选择上给予支持或建议，让被投企业少走弯路，并将资源和精力聚焦在最核心的资产上，从而快速走到市场前端。除此之外，投资机构团队丰富的资源整合经验可以在推动医药企业 IPO 之外，协助医药企业与跨国公司进行合作项目转让，或与国内大型药企合作授权，以帮助项目实现高回报并延展产品线。

时至今日，将中国人自己研发的新药卖到国外去已经不再是梦。虽然现阶段中国药企以低成本研发一两个创新产品并无法撼动跨国巨头的地位，但是通过资本、资源的助力，政策的不断支持，创新工作的沉淀，当中国医药企业整体上出现高水平、低成本、规模化的创新产品时，全球药物创新格局必将改变。

—3.6—

建设中药材现代流通体系，加速完善产业链升级

> 我国中药产业链正在不断完善，为建设中药材现代流通体系，聚
> 焦服务产业链上下游，切实服务药农、药商、药企等实体经济，珍宝
> 岛投资 20 多亿元建设的亳州中药材商品交易中心，依托 12 万个线下
> 实体交易大厅及布局全国的仓储物流体系，力争打造大宗中药材电子
> 交易平台、中药材电商平台，聚集全国中药材资源，推动传统中药材
> 贸易体系转型升级。
>
> —— 珍宝岛药业有限公司总经理　方福鑫

中药材流通体系，让中药产业链贯通发展

随着几千年中医药的传承与发展，中药产业已成为现代医疗医
药行业不可或缺的一部分。中医药产业从上游的中药材种植，到中
游的中药产品加工生产，再到下游通过各种流通渠道到达终端消费
者，已基本形成中药产业链，如图 3-6-1 所示。

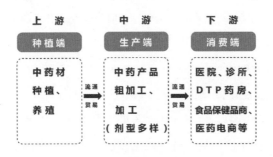

图 3-6-1　我国中医药产业链

中药材不仅可以通过加工生产作为为中药饮片、中成药、中药
配方颗粒等产品进入市场，也可以直接在市场上进行贸易流通。中

商产业研究院发布的《2020 年中国中医药行业市场前景及投资机会
研究报告》显示，2015 年我国中药产业的市场规模为 3918 亿元，
占我国整个医药市场的 32.1%。2011—2015 年，中药市场规模的复
合增长率为 16.8%，远高于 GDP 的增速。2016—2020 年，中药市场
规模继续保持快速发展的趋势，2020 年市场规模初步预测可达 5806
亿元。

与化生药企业相比，中药企业的整体毛利率普遍较低，这主要
是由于中药材等原料成本占比较大。近年来中药材价格又呈现明显
波动，对中药企业的利润造成了较大影响。以三七为例，其作为注
射用血塞通、血塞通以及复方血塞通胶囊等中成药大品种的主要原
材料，其价格变动对相关品种及企业的利润产生了不少影响。

另外，中药材种植产地、购销市场有限，部分中药材品种滞销
现象频现，种植户收益难以得到保障。为引导中药材产销衔接，推
动产业结构优化，商务部于 2012 年年初建立了中药材重点品种流通
分析系统，以集中采集发布中药材重点品种的相关信息。目前，该
系统的数据源于 100 多个中药材产地的地方商务主管部门、17 家中
药材市场、7 家中药材网站、中国医药保健品进出口商会及中国海关
等。在政府的推动下，国内中药材流通市场已由药材集贸市场时期，
进入了中药材现代贸易流通体系的初级阶段。该阶段呈现信息透明、
对称产销衔接去中间化，配套服务体系较完善等特征。

此后，我国中药材流通体系不断发展升级，中药材市场规模也
逐年扩大。国家统计局公开的数据显示，2017 年全国中药材种植面
积较上一年增长了 3.5%，种植面积达 3466.89 万亩（不含林地和野
生药材），家种药材供应量持续增加。据中商产业研究院统计，2018
年我国中药材市场成交额达 1518.4 亿元，2019 年约为 1725.2 亿元。

预计 2020 年中国中药材市场成交额将达 1919 亿元，如图 3-6-2 所示。

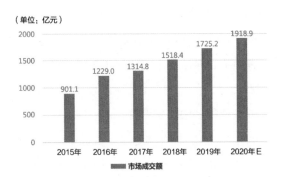

图 3-6-2　2015—2020 年我国中药材市场交易规模

国际市场方面，近年的需求也逐步回暖。2017 年我国中药材进出口量齐增，全年中药材出口数量达 22.35 万吨，同比增长了 9.51%，出口的主要品种有人参、枸杞子、肉桂、红枣、茯苓等。全年进口中药材达 9.10 万吨，同比增长了 13.62%，进口的主要品种有龙眼、西洋参、鹿茸、西红花、乳香、没药及血竭等。

中药材发展上升至国家级战略规划高度

中药材是中医药事业传承和发展的物质基础，是关系国计民生的战略性资源。而中药材生产流通体系的滞后已成为制约我国中药产业发展的主要因素。推进中药材生产流通体系的集约化、现代化、标准化已成为行业共识。2014 年 12 月，商务部出台了《关于加快推进中药材现代物流体系建设指导意见的通知》，在全国道地药材主产区规划了 90 家中药材物流基地。

2015 年 4 月，我国第一个关于中药材保护和发展的国家级规划《中药材保护和发展规划（2015—2020 年）》正式发布。该规划对中药材产业进行了全面部署：（一）实施野生中药材资源保护工程，开展第四次全国中药资源普查，建立全国中药资源动态监测网络，建立中药种质资源保护体系；（二）实施优质中药材生产工程，建设濒危稀缺中药材种植养殖基地、大宗优质中药材生产基地；（三）实施中药材技术创新行动，强化中药材基础研究，继承创新传统中药材生产技术，突破濒危稀缺中药材繁育技术；（四）实施中药材生产组织创新工程，培育现代中药材生产企业，推进中药材基地共建共享，提高中药材生产组织化水平；（五）提高和完善中药材标准，完善中药材生产、经营质量管理规范和中药材质量检验检测体系，建立覆盖主要中药材品种的全过程追溯体系；（六）构建中药材生产服务体系，建设生产技术服务网络和生产信息服务平台，加强中药材供应保障；（七）构建中药材现代流通体系，完善中药材流通行业规范，建设中药材现代物流体系。

此后，以中国中药、天士力、珍宝岛、九州通等上市公司为代表的多家企业，纷纷以多种形式下沉产地，中药材定制化生产、产地集中加工、托管式仓储、供应链金融、中药材视频直播和溯源等新型业务模式和技术已在各大中药材产地兴起和应用。

据统计，2009 年至 2018 年 3 月，国家共颁布了 36 项与中医药相关的政策，在"十二五""十三五"等战略规划中多次指明 2020 年为中医药产业发展的关键战略时间点。2016 年颁布的《中医药发展战略规划纲要（2016—2030 年）》为中医药产业发展指明了方向。根据规划，2030 年中医药产业规模将达到 8 万亿元。2017 年 7 月开始实行的《中华人民共和国中医药法》中明确要求：县级以上地方人民政府有关部门应当将符合条件的中成药和医疗机构的中药制剂纳入基本医疗保险基金支付范围。

　　进入 2019 年，国家对中医药行业扶持力度有增无减，特别是新中国成立以来第一次以国务院名义召开全国中医药大会，并给出了《中共中央　国务院关于促进中医药传承创新发展的意见》。2020 年 6 月，新版《中华人民共和国药典》正式颁布，除了新增品种外，其中要求在中药安全性、有效性控制方面加大力度，重点开展基于中医临床疗效的生物评价和测定方法研究。未来中医药发展将实现中药材质量化、中药产品加工生产标准化、流通体系产业化的规模发展。

立足中华药都，打造中药材产业链闭环

　　安徽省亳州市作为神医华佗的故乡，有着"中华药都"的美称，在这里，中药材的种植、加工、经营已经有两千多年的历史传承，而现代中药产业也已成为亳州的主导产业、立市之本。2019 年，亳州市中医药产业年产值突破 1150 亿元，种植面积突破 120 万亩，年饮片生产能力超 100 万吨，通过 GMP 认证的企业有 190 家，已建成或在建、续建成药生产线企业有 68 家。亳州市成功获批国家级中药材标准化种植示范基地，首批国家中医药健康旅游示范区创建单位、"一带一路"国际健康旅游目的地等，是全国最大的中药材贸易中心、价格形成中心、中药材提取物加工生产基地、中药材规模化种植基地。

　　2020 年 1 月 13 日，安徽省发改委、省卫健委、省中医药管理局等部门联合印发了《世界中医药之都（安徽亳州）建设发展规划（2020—2030 年）》，计划到 2030 年力争实现中医药制造业年总产值 2000 亿元、中医药年度贸易总额 2500 亿元，中医药产业总体规模突破 3500 亿元的目标。亳州中医药产业发展呈现规模稳步提升、潜力

加速释放、链条越发完整的良好态势，吸引了很多行业龙头企业纷纷投资布局。

珍宝岛药业是一家以中药产业为基础、以健康产业为特色的现代化制药企业，于 2015 年 4 月正式在上交所挂牌交易。珍宝岛通过建立综合性科技研发平台，设立道地中药材种植基地，推广实施智能工厂、智能制造、智能物流的生产模式及全终端覆盖的销售网络，打造了完整的中药产业链。公司拥有 45 个品种、63 个药品生产批准文号。其中 24 个品种被列入"国家医保目录"（其中甲类品种 11 个，乙类品种 13 个），12 个品种被列入"国家基本药物目录"，3 个独家生产品种——血栓通胶囊、复方芩兰口服液、灵芪加口服液，均为中药口服品种。珍宝岛拥有的 3 种广谱抗病毒药物——复方芩兰口服液、双黄连口服液和注射用炎琥宁，为此次抗击疫情做出了贡献。

珍宝岛立足中药材全产业链，投资 20 多亿元建设的亳州中药材商品交易中心，依托 12 万个线下实体交易大厅及布局全国的仓储物流体系，打造了大宗中药材电子交易平台、中药材电商平台，打破了中药材传统交易方式。交易中心于 2019 年 9 月盛大开业，入驻的中药材经营商有 3000 余户，开业当天客流量达 6 万人次，日均客流量保持在近万人。该交易中心推出的"智慧药市小程序"可以实现线上交易、线下配送服务，吸引了全国 500 余家企业组成采购联盟。珍宝岛成功构建了互联网环境下全新的中药材现代市场流通体系，聚焦中药产业上下游全产业链服务体系，聚集全国中药材资源，聚拢税收，推动传统中药材交易转型升级，服务药农、药商、药企，服务实体经济。

中药材产业扶贫，实现脱贫稳增收

中药材广植于我国欠发达地区，中药材种植是我国农村低收入人群收入的重要来源之一。建立以提高质量、促进增收脱贫为核心的中药材产业扶贫机制，是调整农业结构、增加农民收入、促进生态文明建设、打赢脱贫攻坚战的重要举措。2017 年 9 月，国家中医药管理局联合国家农业部①等五部门印发了《中药材产业扶贫行动计划（2017—2020 年）》，通过引导百家药企在欠发达地区建基地，发展百种大宗、道地药材种植、生产，带动农业转型升级，建立了相对完善的中药材产业精准扶贫新模式。到 2020 年，贫困地区自我发展能力和脱贫造血功能持续增强，实现了百万农户稳定增收脱贫。

与此同时，多地地方政府结合扶贫工作，积极出台促进中药材产业发展的相关政策。贵州省将中药材扶贫工作纳入《省委省政府领导领衔推进农村产业革命工作制度》；湖北省公布道地药材"一县一品"优势品种，促进欠发达地区道地药材特色发展；四川省设立中医药产业发展专项资金，扶持欠发达地区建设中药材种植基地……

陕西省商洛市柞水县小岭镇金米村地处秦岭深处，由于交通、土地等因素，曾是深度贫困村，建档立卡困难户有 188 户 553 人。近年来，金米村把中药材、木耳、旅游作为脱贫主导产业，成功摘掉了戴了多年的"贫困村"帽子，187 户 549 人实现脱贫，全村人均年纯收入达 9657 元。该村同时建设中草药花卉旅游观光长廊、中药

---

① 2018 年 3 月，根据第十三届全国人民代表大会第一次会议批准的国务院机构改革方案，将农业部的职责整合，组建中华人民共和国农业农村部。

材观光园，打造药膳农家乐集群，开发药枕、药茶、药饮、药包等养生、养老的保健品和饮品，增加旅游服务项目，为下一步发展中医药健康旅游、促进乡村振兴、实现脱贫致富奠定了产业基础。此外，柞水县全县建立了订单收购机制，农户种植的中药材由多家药企保底收购，玄参、丹参、连翘、五味子、防风等十几种中药材连片种植达3万亩、产量达10万吨，产值达10亿元，平均为药农增收2000元以上，2500人实现脱贫。

2019年，国家中医药管理局拨款2200万元，支持22个省级行政区开展中药材溯源试点，推动中药材产业扶贫。在中药材质量追溯体系建设方面，中药材供应保障平台选取了60个主要中药材品种，在59个经济发展相对落后的县级行政区开展中药材全过程追溯建设试点。在构建技术平台方面，相关部门成立了中药材产业扶贫行动技术指导专家组，选聘了184位专家，按14个集中连片欠发达地区分组，开展中药材生产技术培训等，帮助解决中药材种植的技术问题。在推进农企联结方面，截至2019年8月，各级各类药业公司、农业公司及种植合作社等343个不同法人主体，已在29个省级行政区内建设了685个中药材基地，涉及中药材240多个品种，建设面积约295万亩，带动困难人口21万人。

国家产业政策的多维度扶持效果显著，中药材的种植面积稳步扩张。预计至2020年年末我国中药材种植面积将超过6620万亩（含林地种植面积），种植品种供应量或将激增。按目前来看，全国中药材市场规模进一步扩大，流通环节资源不断优化，集约化产地加工方式凸显，"互联网+"新型贸易方式兴起，流通市场加快转型升级，中药材产业链发展前景可观。

— 3.7 —

临床前CRO：决胜在一站式服务质量

> 药品安全无疑是第一位的，对于为药物研发服务的 CRO（合同研究组织）来说，质量就是生命。临床前 CRO 行业具有高投入、高技术的双重壁垒，其中药物临床前安全评价是新药研发中最重要的一环。GLP 实验室的成功认证既是药物首次进入人体的安全保证，又是带动临床前 CRO 质量体系建议的有力保证。一站式服务既能更好地满足创新医药研发企业的需求，又符合未来医药 CRO 的发展趋势。一站式即服务能力体系的一站式，更是服务质量的一站式。一站式服务能力的搭建必将成为行业企业的核心竞争力。
>
> —— 赛赋医药集团董事长 刘杨

临床前 CRO，创新药研发的助力器

在过去的 40 年间，我国医药行业总产值增长了 410 倍，一跃成为全球第二大医药市场。"量变之后需要质变"，而创新正是中国医药市场"质变"的关键。在此背景下，各跨国药企都在加速将中国纳入全球新药研发同步进程。

2018 年生物医药 A 股上市公司研发支出达 430.14 亿元，全球医药研发投入预计在 2021 年将达到 1600 亿美元。麦肯锡报告显示，2018 年中国在全球新药研发管线方面的贡献达到了 7.8%，在全球新药上市方面的贡献达到了 4.6%，两组数字与 2016 年对比几近翻番。中国医药创新已经从全球医药研发第三梯队跃升至第二梯队，中国不再只是全球医药创新的分享者，而是已成为全球医药创新的重要参与者和贡献者。

在创新药研发这条长长的产业链条上，用自身优势资源为药厂提供研发服务的医药研发合同研究组织（Contract Research Organization，CRO），已成为该领域不可或缺的一环。在医药行业，受限于时间和人力，医药企业在推行一款药物时，很难面面俱到地覆盖从"药物发现""药学研究""临床前评价"到"临床试验""药物申报"的全过程，所以，医药企业常常会将上述部分或整体环节外包。CRO 企业就是专门承接此类分拆环节的医药公司，它们可以在短时间内迅速组织起高度专业化的研究队伍，为医药企业提供研究服务，从而帮助医药企业缩短新药研发周期，降低新药研发费用。其中，聚焦于药物发现、药学研究、药理药效和安全性等临床前研究服务的企业，行业称之为临床前 CRO（Pre-Clinical CRO）企业。

CRO 企业与药厂的合作模式通常有以下四种。第一种是传统模式。CRO 企业与药企针对某一项目，签署一次性交易的订单合同，并按时按质完成，"一手交钱，一手交货"。CRO 企业在此过程中承担较低风险。第二种为创新模式。药企会根据 CRO 企业的完成进度支付相应比例的款项，类似于"里程碑"形式的付款，使 CRO 企业的现金流更加灵活。第三种模式是结果导向型。CRO 企业若提前完成项目，则可获得额外奖金；若推迟完成，则收益降低。由此实现了 CRO 企业与药企间的时间风险与收益共享。最后一种是更为紧密的风险共担模式。CRO 企业在看好新药项目的情况下，更加深入地与药企绑定，参与新药研发项目，甚至将自身收益与新药的市场转化挂钩，由此与药企共享收益，共担风险。

相较于国外，国内临床前 CRO 行业还处于发展早期，在创新药政策的放宽、国内医药研发成本市场竞争力的提升、国际投资市场转移等多重因素的催化下，临床前 CRO 行业已进入蓬勃发展阶段。在临床前研究方面，本土企业得到快速发展，陆续出现了如药明康德、昭衍新药、美迪西、赛赋医药等一批或成立较早，或在迅速壮大中的临床前 CRO 企业。根据 HSMAP（火石地图）不完全统计，截至 2017 年 9 月 20 日，国内处于存续状态的非临床 CRO 企业约有262 家。

表 3-7-1 所示为上海医药研究临床中心总结的国内外药物研发成本差距。

表 3-7-1　国内外药物研发成本差距

试验阶段	实验项目	中国实验成本占欧美发达国家实验成本的比例
临床前实验	化合物筛选	30%~60%
	毒理实验	30%
	动物实验	30%
临床试验	Ⅰ期临床	30%~60%
	Ⅱ～Ⅲ期临床	30%~60%

多学科交叉，知识与人才汇集型业务

新药的研发其实是一项系统的技术创新工程，需要通过试验不断改进药物性能，并证明该药物的有效性和安全性，同时经过严格的审查，最后取得上市批文。临床前 CRO 企业的服务基本覆盖了"药物发现""药物临床前研究"两大阶段，如表 3-7-2所示。

表 3-7-2　生物医药临床前 CRO 企业服务的主要内容

试验阶段	涉及学科 / 领域	细分门类
药物发现	化学	药物化学； 合成化学； 工艺研究； 分析化学
	生物学	重组蛋白表达； 蛋白质晶体学； 体外生物学
药物临床前研究	原料药	原料药工艺； 原料药质量； 原料药稳定性
	药物制剂学	制剂工艺； 制剂质量； 制剂生产； 质量一致性评价
	药效学	肿瘤； 消化系统疾病； 内分泌代谢疾病； 炎症免疫性疾病； 精神系统疾病
	药物代谢动力学	体外研究； 体内研究
	药物安全性评估	一般毒理学； 生物遗传毒理学； 安全药理学； 毒代动力学

　　其中，"药物发现"作为药物研发活动的起始环节，具有浓厚的科研探索性质，其研发过程是为找到并确定具有活性的针对某一疾病的先导化合物。此阶段的工作内容包括作用机理的研究、大量化合物的合成、活性研究等以寻找先导化合物为目的的研究工作，涉

及分子生物学、微生物学、生物化学、有机化学甚至是基因组学等学科。药物发现处于新药研发早期，是一项创新程度及偶然性极高的科研活动，失败率极高，不但需要极高的科研水平，且投入巨大。

"药物临床前研究"则是药物研发过程中最为复杂的环节，是承上启下的关键阶段，其主要目的是针对已经确定的先导化合物进行一系列非人体试验的研究，如图 3-7-1 所示。工作内容包括药学研究及药理毒理学研究，学科领域涉及药物化学、生物学、药物制剂学、药效学、药物代谢动力学等。

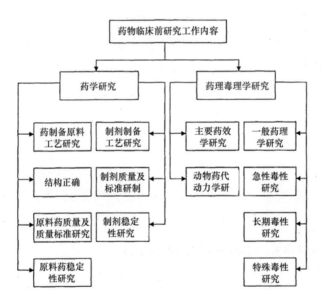

图 3-7-1　药物临床前研究工作结构

由此可见，临床前 CRO 企业的主要业务，除了公认的周期长、投入大以外，还有涉及学科领域广泛、研究环节需要特殊资质、存在不确定性等特点。因各阶段所需的研究方法与技术创新难度较大，临床前 CRO 企业通常需要具备成熟的研发技术、适合的研发环境、经验丰富的多学科团队人才，以及高效的不同专业和不同学科之间的沟通协作能力。"高效"和"质量"是所有创新医药研发企业对CRO公司的最基本要求。如何提高沟通协助效率，缩短药物研发时间，是所有临床前CRO企业必然要解决的问题之一。显然，搭建"一站式服务能力体系"，使研发链条过程中的"串联"变为"并联"，将达到"1+1＞2"的高效效果。

以CRO企业赛赋医药为例。赛赋主要提供临床前研发阶段的医药研发咨询、药学制剂、药理药效、模型动物、药代动力学、非临床安全性评价、生物样本分析、一致性评价以及药物警戒等服务。团队拥有300余位科研人员、600多个药物品种评价经验、2000余款药物产品的评价试验体会。学科技术依托于中科院药物创新研究院和国家北京药物安全评价研究中心等国家级药物研发单位，建有京南固安药物GLP中心、苏州GLP中心、北京药理药效中心、深圳药物评价中心、成都模型动物中心、北京理化检测中心及临床评价中心、沈阳小分子生物分析中心、山东药物检测分析实验室和自建四家三甲医院GCP（药物临床试验质量管理规范）临床试验基地。

GLP质量体系，CRO企业的核心竞争力

我国临床前CRO企业目前的收入来源以实验室服务为主，其中最为核心的功能是非临床安全性评价服务。从昭衍新药2018年发布的经营数据来看，该项收入达到了公司核心业务营业收入的70%以上。药物临床前安全评价作为新药研发中最重要的一环，需要在拥有GLP认证的实验室内完成。

GLP是"药物非临床研究质量管理规范"的缩写，是药物进行临床前研究必须遵循的基本准则。其出现源于20世纪60年代一次

震惊世界的"反应停"药物事件。当时，德国、加拿大、日本、欧洲等 17 个国家和地区的妊娠妇女因为使用"反应停"治疗妊娠呕吐，而导致出现了 12 000 余例"海豹肢畸形"婴儿。该问题的出现正是因为当时的药物审批制度不够完善。这一悲剧增强了人们对药物毒副作用的警觉，从而进一步完善了现代药物的审批制度。于是 1976 年，FDA 率先发布了对药品、食品添加剂和生物制品的非临床安全性研究进行质量管理的政府法规。

我国的 GLP 工作起步较晚。1985 年，我国出台实施《中华人民共和国药品管理法》，对毒理学评价做出了初步要求。直至 20 世纪 80 年代末，GLP 的概念才由军事医学科学院的教授引入中国，并于 1993 年年底，由国家科学技术委员会（1998 年改名为科学技术部）组织，国家北京药物安全评价研究中心前身单位作为专家组长单位起草了我国首部 GLP 文件——《药品非临床研究质量管理规定（试行）》，这部文件成为我国新药研发与国际标准接轨的重要标志。随后当时的国家食品药品监督管理总局不断吸取和总结我国试行 GLP 数年来的基本经验，参照发达国家和世界卫生组织的原则，分别于 1999 年、2003 年、2007 年、2016 年对我国 GLP 规范进行了 4 次修订，并由"试行"改为"正式实施"，可见国家对药物非临床安全的高度重视与大力投入。

随着 GLP 规范的完善，自 2003 年 6 月，我国开始对全国药物临床前安全评价实验室进行试点检查。检查试验项目为在实验室条件下用实验系统进行的各种毒性试验，包括单次给药的毒性试验、多次给药的毒性试验、生殖毒性试验、遗传毒性试验、致癌试验、局部毒性试验、免疫原性试验、依赖性试验、毒代动力学试验及与评价药物安全性有关的其他试验，并分别对上述试验能力予以单独的资质认证。

《国家药监局关于药物非临床研究质量管理规范认证公告（第 3 号）》称，国家药品监督管理局组织专家对国科赛赋等 11 家机构进行了检查。经审核，该 11 家机构的试验项目符合 GLP 要求。其部分药物 GLP 认证目录如表 3-7-3 所示。

表 3-7-3　药物 GLP 认证目录（部分）

机构名称	试验项目	批件编号
国科赛赋河北医药技术有限公司	1. 单次和多次给药毒性试验（啮齿类） 2. 单次和多次给药毒性试验（非啮齿类、含非人灵长类） 3. 生殖毒性试验（I 段、II 段） 4. 遗传毒性试验（Ames、微核、染色体畸变） 5. 局部毒性试验 6. 免疫原性试验 7. 安全性药理试验 8. 依赖性试验 9. 毒代动力学试验	GLP19009112

目前我国通过国家药品监督局 GLP 认证的实验室分布尚不均匀，虽然每个省级行政区至少开设有一家，但主要集中在北京、上海、成都、广州等城市，以及江苏、山东省内。而且，每家机构通过的项目也不一致。截至 2019 年年末，我国有近 70 家实验室通过了 GLP 认证，但约一半的 GLP 实验室只获得了 7 项及 7 项以内的试验资质批件。由于每项认证的申请对设备仪器、场地、人员等项目的要求非常高，不仅需要各项条件全部到位，并且需要实验室试运营满 1 年时间，且实验室要具备相关试验案例，由此带来的开设及运营成本十分巨大，因此绝大部分 CRO 企业每次仅申报 1~2 项认证，在后期经营过程中再不断完善。而在 2019 年内一次完成 9 项试实验

认证的国科赛赋，作为一家仅试运营 1 年左右的 GLP 实验室，这样的成绩实属不易。

国科赛赋河北医药技术有限公司是 CRO 企业赛赋医药集团专注进行药物临床前安全性评价的全资子公司，于 2017 年成立，2018 年 7 月试运行。按照分区控制理念，该公司建设有近万平方米的功能实验室及实验动物饲养设施，主要从事 GLP 条件下的药物、医疗器械的非临床安全性评价研究，以及遵从 GLP 的药理、药效和药代研究。依从 NMPA、OECD 及 FDA 的 GLP 规范，该公司可同时开展数十个药物或医疗器械的全套非临床安全性评价研究。赛赋医药安评中心目前也已启动最后一项"致癌试验"的试验资质认证，预计不久将拿到该试验项目的资质批件，完成 10 项 GLP 认证试验项目"大满贯"。图 3-7-2 所示为赛赋医药的实验室环境。

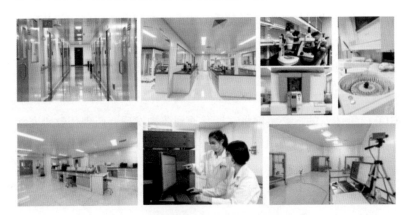

图 3-7-2　赛赋医药实验室的部分环境与设备

针对细胞类药物、基因治疗药物以及微生物药物等现代医疗技术对于新型动物模型的研发需求，赛赋医药还依据 GLP 质量体系的要求建立了动物模型中心，设置有动物实验室、解剖室、分析室、微生物实验室、分子生物实验室、细胞实验室。动物模型中心能够提供大动物手术模型，如利用恒河猴、比格犬等国际允许的实验专用动物模拟脑缺血再灌注、总动脉狭窄、心衰等试验环境。同时，赛赋医院还建有神经行为学平台，对非人灵长类行为学、小型猪行为学、啮齿类行为学开展研究。其无菌动物和人类肠道菌群移植平台，目前已完成了100余例抑郁或焦虑人群的肠道菌群收集与分析。通过上述各平台功能，可以为细胞类药物、基因治疗药物、生物技术药物开展研发，为糖尿病、高血压、肝衰竭、肥胖症等代谢类疾病，类风湿性关节炎等自免疫性疾病，多类基因疾病，肿瘤疾病，辐射损伤疾病，心脑血管疾病，神经系统疾病，以及眼科疾病提供适用于药物试验的各类动物模型。

中国药品监督管理系统已经加入人用药品注册技术国际协调会议（International Council for Harmonization，ICH），中国的制药企业面对的将是全球市场，保证研发质量才是研发药品走向国际的基础。与其他研究环节相比，GLP实验室阶段通过GLP认证，保证了研发质量。其实对于与人们生命健康直接相关的药品来说，数据真实性是一个最低标准，GLP体系是一个最基础的质量保证，相信未来GLP质量体系的核心精髓将逐渐延伸到药物发现、药理药效研究和药物代谢研究的过程中。因此，搭建"一站式服务质量"也是未来临床前CRO建设的重要一环。

药品市场全球化不仅促进了药物价格的良性竞争，同时也加速了药物研发技术的全球融合。无论是加速国际化的内资药企，还是拓宽市场的海外巨头，具备国际资质认证的医药外包企业都成为这些药企的首选合作目标。FDA、OECD对GLP的认证都有着极为严格的质量要求，在通过相应检查的同时，企业还要出具相应的研究报告，才能顺利被FDA和OECD相关成员国认可。因此，具备国际

GLP 资质认证的临床前 CRO 企业，其出具的研究数据可以由客户选择进行多地申报，从而获得更多客户的青睐。

综上所述，随着我国 GLP 认证制度的不断完善和新药研发数量的增加，我国临床前 CRO 技术水平将逐步和国际接轨。我国拥有丰富的人才资源和实验资源储备，政策利好，完全具备持续发展的条件。同时，在创新方面，我国生物医药创新热潮兴起，直接带动了临床前 CRO 行业的快速发展。未来待研发投入、研发意识方面进一步提高后，加之融合大数据及 AI 等新技术手段的支持，CRO 行业将极大地协助医药行业缩短创新周期，提升创新效能。

—3.8——

吹尽狂沙始到金：CRO的发展之路

> 20 多年前，医生觉得我们拿患者做人体试验不合规；患者说我们拿他们做小白鼠，眼神中满是厌恶与恐惧。今天，只有经过国家药监局认证，代表最高科研水平的医疗机构才有机会与我们合作；患者主动找到我们，申请更前沿的治疗方案和药物。

> —— 国信医药创始人兼董事长　陈永清

国内临床 CRO 从蛮荒到规范的 20 年

追溯至 1996 年，医药临床 CRO 行业初入中国。当时该行业已在发达国家经历了 30 余年的发展，业务模式趋于成熟。觊觎中国的庞大市场，海外行业巨头迈开了进入中国的步伐。1996 年，美国

MDS 在中国投资建立了首家医药 CRO 业务公司。紧随其后，全球 CRO 巨头昆泰也在北京设立了分支机构。接下来，Covance（科文斯）等跨国 CRO 公司也纷纷进入中国市场。逐渐地，国内形成了外商独资性质的 CRO 群体。

1997 年，国内首家合资 CRO 机构凯维斯正式建立，此后以此为标杆陆续出现了多家合资 CRO 企业。得益于以上外资企业经营活动的开展，一部分海外临床 CRO 业务陆续被带入中国，中国医药行业开始初次接触这一全新的合作模式。

20 世纪 90 年代末，国家药品监督管理局正式挂牌，我国临床 CRO 行业迎来了第二个发展契机。随着《药品注册管理办法》等一系列政策的相继出台，在 2003 年左右，杭州泰格、广州博济等数家本土医药 CRO 企业陆续成立，部分本土临床 CRO 企业经过 10 余年的快速发展，已成为上市公司。不过在当时那个年代，市场对这一业务的认知还处于懵懂阶段，甚至医院对 CRO 企业开展临床试验也表现出极大的质疑，国内 CRO 行业的发展可谓举步维艰。

行业在成长过程中不仅需要经验积累，深刻的教训往往也能成为强效的催化剂。由于政策的不完善、市场的不了解等因素，在 2006 年前后，国内临床 CRO 行业鱼龙混杂，很多新药的研究过程并不清晰、严谨，可信度成为行业的争议话题。有鉴于此，我国在 2007 年出台了《药品注册管理办法》，并对《药物临床试验质量管理规范》（GCP）进行了修订，提出临床试验需要有第三方、监察员等要求，同时明确了医生相关劳动所得的合法性。虽然在政策层面得到了补充与完善，但真正引起市场高度重视的，是 2015 年当时的国家食品药品监督管理总局"117 号文"（见图 3-8-1）提出的"开展药物临床试验数据自查核查工作"的严格监管引发的变革。

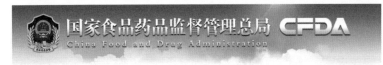

国家食品药品监督管理总局关于开展药物临床试验数据自查核查工作的公告
(2015年第117号)

📥 🖨 🔗 📄 ⭐ 💬

2015年07月22日 发布

为落实党中央、国务院用"最严谨的标准、最严格的监管、最严厉的处罚、最严肃的问责，确保广大人民群众饮食用药安全"的要求，从源头上保障药品安全、有效，国家食品药品监督管理总局决定对附件所列已申报生产或进口的待审药品注册申请开展药物临床试验数据核查。有关事宜公告如下：

一、自本公告发布之日起，所有已申报并在总局待审的药品注册申请人，均须按照《药物临床试验质量管理规范》

图 3-8-1　"117 号文"内容节选

2015 年 7 月 22 日，当时的国家食品药品监督管理总局发布了《国家食品药品监督管理总局关于开展药物临床试验数据自查核查工作的公告》，要求申请人自查发现临床试验数据存在不真实、不完整等问题，并在限期内向当时的国家食品药品监督管理总局提出撤回注册申请。如不撤回，并被查出问题者，将面临 3 年内申请不受理、吊销机构资格、列入人员黑名单等一系列严重的处罚。在标准严谨、监管严格、处罚严厉、问责严肃的雷霆手段下，仅 1 年间，公告涉及的 1622 个受理号中，被撤回和公开不批准的受理号有 1233 个。扣除免临床受理号，高达 86% 的注册申请在本次核查中落马。自此之后，我国临床 CRO 行业开始真正进入"真实、规范、可溯源"的良性发展阶段。

随着国内法规的逐步完善、评审的越发严格，对新药研发各阶段的要求标准也越来越高，开展该项工作就需要投入更多的人力、物力、财力。如果药企为自身某一药品开展研究而组建完整的研发及临床研究业务团队，将由此产生高昂的成本。考虑到将近 20 年国内临床 CRO 企业的业务水准，其上下游关系也日益成熟，CRO 企业又能在进度、质量上分担药企的部分风险，由此将部分业务外包已逐渐成为当前医药研发行业的主流趋势。

全球最多的样本量与消费者，促使 CRO 市场转移

基于上述发展背景，当今的大型制药企业为了缩短研发周期，控制成本，同时降低研发风险，逐步将资源集中于发展自身的核心研发业务，如疾病机理研究及新药靶点的发现等研发。而后续药物化合物筛选、数据采集分析、临床、委托生产或加工等产业链环节，大型制药企业逐渐将其委托给 CRO、CMO 等医药研发服务企业。

CRO 企业主要提供包括新药产品发现、研发、开发等临床前研究，及临床数据管理、新药注册申请等专业技术服务支持，以获取商业性报酬。作为医药行业化、专业化分工的必然产物，医药研发及服务企业凭借其成本优势、效率优势等实现了快速发展壮大。全球已有超过 50% 的药企选择专业的 CRO 企业协助新药研发服务。

从当前存量来看，全球医药 CRO 行业自 2012 年至 2016 年签约额由 231 亿美元稳步上升至 326 亿美元，呈逐年上升趋势，年复合增长率达到 8.78%。在市场份额方面，目前欧美地区仍处于主导地位，占据了全球 CRO 市场的 90%，而印度、中国等亚太地区仅占全球 CRO 市场的较小份额。

但在未来增量上，由于国内市场样本量足够大，且研发成本相对较低，因此临床 CRO 行业拥有高速发展的契机。以乙肝类新药临床 CRO 为例，目前我国慢性无症状乙肝病毒携带者约有 1.2 亿，慢性乙肝患者有 3000 万人，而美国慢性乙肝患者仅有 200 万人，因此，药企大多选择在中国开展新型乙肝药物的临床研究。因为大量研究在中国本土开展，也使得中美双报上市的新药品比例越来越高，这不仅缩短了国内患者使用国际新药的上市等待时间，也为药企创造了更多市场回报机会。

由此可见，产业上下游基础、成本和前景等方面的比较优势，使得中国成为 CRO 行业发展的热点区域。当前亚太地区 CRO 市场增速明显，尤其是中国和印度，已成为国际药物临床 CRO 增速最快的新兴市场。欧美地区 CRO 市场增速放缓，趋于饱和。

2012 年至 2016 年，我国 CRO 行业的销售额由 188 亿元迅速上升至 465 亿元，年复合增长率达到 25.41%。医药政策改革推动我国 CRO 行业高速增长，到 2020 年年底将接近 1000 亿元的规模，如图 3-8-2 所示。不难推测，以中国为代表的新兴地区市场将快速扩容，后续全球 CRO 市场有望逐步实现向新兴地区的转移，进一步促进中国等地 CRO 行业的发展。

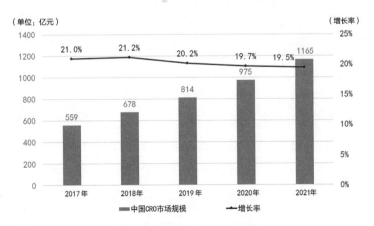

图 3-8-2　国内 CRO 市场规模预估

管控与人才，是行业痛点也是核心竞争力

相较上市前药学实验室阶段（CMC）、动物实验研究阶段（GLP），药物临床试验阶段（GCP）的CRO业务试验周期更长，人力成本更高，不可控因素更多，因此整体研发经费中的70%~80%被投入在GCP环节，使得临床CRO市场份额占比优势明显。据统计，2017年全球CRO市场中，临床CRO占接近80%的市场份额。从长期来看，临床CRO仍将成为CRO市场增量的主要来源。如表3-8-1所示，目前中国临床CRO市场份额仅占CRO市场的57%，尚存较大空间。

表3-8-1　2017年国内外各阶段市场份额对比

市场	国际CRO市场		国内CRO市场	
阶段	临床前CRO	临床CRO	临床前CRO	临床CRO
市场份额	18.4%	81.6%	43%	57%

国内临床CRO市场的项目发起方主要以大型药企、获融资的创新药公司、知名研究者、归国人才为主。由于临床研究是学术成就的重要途径，近年来，由CRO企业承接的首席研究员（PI）发起的IIT研究（研究者发起的研究）、药企资金支持的循证医学研究及真实世界研究项目也越来越多。

以药企发起为例，临床CRO机构的上游是药企，下游是医院，自身更多地承担着临床研究实施层面的SOP（标准操作作出程序）全流程管控。具体而言，即CRO机构与获得国家药监局GCP认证的医院签署合作协议后，由医院内临床试验机构办公室协调符合研究项目的科室主任医师担任研究者，负责按照临床试验方案技术标准进行研究病例的入选筛查与排除。确定研究对象后，由CRO机构的临床监察员（CRA）、临床协调员（CRC）负责后续的研究患者跟进，

期间治疗、检验均在研究机构内开展，费用由研发经费列支。由于整个过程需要长时间、多场景、多岗位协同完成，因此贯穿全程的制度标准及流程管控尤为重要，是企业的核心竞争要素。例如，国内成立于 2008 年的 CRO 企业国信医药，有完善的研究 SOP，在文档管理方面有 "107 套完整的文件体系"，可以确保每项研究完成后的全程完整留痕及可溯源。图 3-8-3 所示为国信医药的部分线下留档文件。

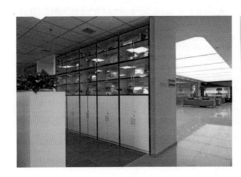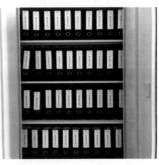

图 3-8-3　国信医药 CRO 产品及留档文件

由于从发起申办方、研究者、监察员到患者，都是人与人面对面开展工作，因此过程管控会遇到非常多的不确定性因素，这也是目前影响临床 CRO 企业经营的主要痛点。例如，在成本管控方面，为完成受试者人数指标，CRO 企业要承担治疗费用、检查费用、补偿费用，还常常因为合作医院位于经济发达地区，医院所在地患者有较强的治疗费用支付能力，不愿意为费用减免与经济补偿承担风险而选择尚在临床试验阶段的治疗方案，因此 CRO 企业更多的是从其他地区转诊符合试验条件的患者，这样便会产生大量额外费用。再如，在时间进度管控方面，长周期临床研究通常耗时数年，其间需要受试者多次受访配合治疗或检查。但由于与患者间缺乏完全可控的制约条款，对于小病症的持续业务开展就变得极其困难。明明马上可以完结收录的病案，却因为患者好转或痊愈而不再积极配合，导致病案失访、脱落和被剔除，前期投入的时间与各种成本也因此收不到应有的回报。由于政策法规中存在脱落率的上限，临床 CRO 企业不能随意扩大受试规模，所以做好研究期间的项目管控对项目的顺利开展起决定性的作用。

企业管理靠体制，业务落实靠人才。相较需要投入大量仪器、设备或动物房等基建设施的临床前研究，临床 CRO 的固定资产需求很小，依靠的是团队提供专业的知识技术服务，因此其核心竞争力取决于人才及上下游资源。

在人才供给方面，临床 CRO 行业已基本告别了过去 10 年的人才匮乏阶段。当今大量医科院校已经开设临床药理专业，每年都会培养出大量既了解临床医疗标准又能看懂药学报告的专业毕业生，CRO 企业也已成为该学科毕业生的主要择业方向。但同时，因为国内行业发展时间尚短，所以拥有多年行业经验的人才仍是该领域的稀缺资源，再加上金融资本与医疗大数据等领域的企业大量涌入，金字塔顶端人才的收入也被大幅推高，催生出从业人员频繁流动的浮躁现象。相信在行业逐渐成熟稳定的趋势下，未来人才供需将趋于平衡，薪资标准也将回归至合理水平。而且传统的专业人才培养已经不能满足药物研发蓬勃发展的需求，目前整个临床 CRO 行业也通过应用信息化系统及各种先进技术来降低人工成本，提高工作效率，CRO 行业由人力密集型向信息化技术型转变迫在眉睫。

驶入整合阶段，未来有望规模化、强者恒强

国内 CRO 市场目前可以分为两大类型。

一类是以 IQVIA（昆泰）、Covance（科文斯）、Parexel（精鼎）

为主的国际型 CRO 企业，其研发实力较强，资金实力雄厚，服务覆盖范围包括临床前和临床试验研究。作为品牌全球布局的一个分中心，这类 CRO 企业的核心业务仍以服务国际市场的海外项目为主。

另一类是本土 CRO 企业。临床前 CRO 企业有药明康德、睿智化学、康龙化成、昭衍、美迪西等新药研发公司；临床 CRO 企业有泰格医药、博济医药、诺思格、方恩医药、国信医药等公司。相较国际型企业，本土企业更加熟悉国内市场，主要以国内药企和海外药企在华业务为主，凭借企业资源开展临床前或临床试验研究服务。由于国际型 CRO 企业与本土 CRO 企业各自面向不同的客户，且国内市场存量巨大，因此两类企业间尚未出现激烈的竞争关系。

其中，国内本土 CRO 企业目前大概有 500 家，半数企业具备一定的业务规模，其中不乏只专注某一领域 CRO 服务的企业。例如，思睦瑞科专注于疫苗临床 CRO 十余年，永铭诚道则专注于心血管器械 CRO，这类企业凭借自身资源优势，在细分领域得到了纵向发展。而相对而言，业务综合的本土大型临床 CRO 企业屈指可数，达到 1 亿元以上营收、200 人以上企业规模、1000 万元以上注册资本金，并且成立 10 年以上的仅有 30 余家，并形成了当前行业规模化 CRO 的主要竞争环境。

当今国内 CRO 全产业链（临床前 CRO、临床 CRO、CDMO 等）上市公司已超过 10 家，做好细分领域的差异化业务成为企业发展的重要方向。由于 GCP 领域及临床 CRO 尚不成熟，投入精力大，业务成本高，很多大型制药企业不开展临床 CRO 业务，由此留下了大量的市场空间。从国内 CRO 公司的具体格局来看，相较临床前 CRO 成熟的市场规模和全球份额，中国临床 CRO 市场规模相对较小，仅有泰格医药一家龙头企业。反观国内临床前 CRO 市场，除了药明康德之外，康龙化成、睿智化学、昭衍新药、美迪西等公司都具备了一定的规模。这一现象与国外的市场格局恰恰相反，这也提示国内临床 CRO 市场相较临床前 CRO 市场未来还有更大的发展空间。

当前，中小规模企业仍存在发展机会。例如，在创新药领域，海外药企的外单基本已被国际 CRO 企业独占，本土仿制药企转型创新药则对价格成本更为敏感，因此这类药企成为我国中等规模 CRO 企业的主要客户群体。同时，由于国内中小规模 CRO 企业在合作中对进度、质量等对赌条款的接受度更高，能够为药企分担研发风险，因此更容易获得上游企业的青睐。

近年，医渡云、零氪科技、太美等拥有大量数据的互联网医疗企业也陆续进入临床 CRO 领域。随着这类企业的进入，产业在信息化技术上得到了快速发展，但这类企业要真正实现转型也面临巨大的挑战。临床 CRO 要求严格按照"随机、双盲、对照"的 RCT（随机对照实验）标准，并需要有一套完整的入选及排除标准，通过互联网非定向积累的大数据目前仍缺乏精准性，且过程中信息存在缺失，真正符合临床试验标准的病例很少。

临床 CRO 由于业务同质性较高，故客户资源积累和服务质量口碑逐渐形成品牌效应。随着药企与 CRO 企业合作次数的不断增加，双方磨合度与信任度会不断提高，黏性也会不断增加，越来越大的规模化趋势——"强者恒强"将成为临床 CRO 公司的发展法则。当前美国医药 CRO 市场中，排名靠前的 5~8 家企业基本垄断了美国 70%~80% 的外包市场份额，另外 20%~30% 的市场份额也基本被精准细分领域的强势 CRO 企业所瓜分。而国内现阶段，头部企业的市场占有率仍然较少，尚处于跑马圈地的规模发展阶段，但自从 2016 年资本全面进入开始，目前行业进入了加速整合阶段，预计 5~10 年后，我国临床 CRO 将逐渐向美国市场现状靠近，预计头部 20 家 CRO 企业有望占有国内 60%~70% 的 CRO 市场份额。

— 3.9 —
3C平台，打造医疗器械外包服务完整闭环

> 我们早在 2004 年就开始做医疗器械服务了，那个时候国内市场几乎是空白的。相关医疗器械的法规还没有专业服务的理念，需要逐渐培育市场。现在，从政府到企业，都认可了医疗器械专业分工与合作的模式和价值。
>
> —— 奥咨达医疗器械服务集团　张峰

市场需求催生医疗器械 CRO 服务

当前中国已发展成全球第二大医疗器材市场。根据中国药品监督管理研究会发布的《医疗器械蓝皮书：中国医疗器械行业发展报告（2019）》中的数据，在 2018 年，我国医疗器械生产企业主营收入已达到 6380 亿元（见图 3-9-1），预测在 2022 年以前将突破万亿关口，市场正处于发展较快、野蛮生长的黄金时期。

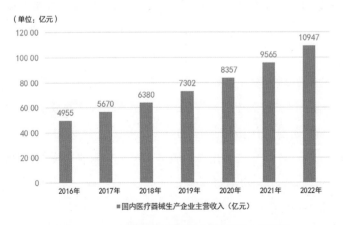

图 3-9-1　我国医疗器械生产企业主营收入及预测

但夺目的数字之下，隐藏的是我国医疗器械行业整体仍处于全球产业链中低端水平的现状。目前国内医疗器械的技术水准仍处于模仿跟随与进口替代阶段，而这一阶段中，突破技术壁垒是快速实现进口替代的前提。

如何依靠自身资源突破技术壁垒，实现技术转化，无疑是大部分企业面临的难题。我国医疗器械行业的集中度不高，龙头企业相对较少，行业90%以上是中小型企业，大规模企业不足10%。有数据显示，相关生产企业的厂房使用率普遍较低，国内中小企业工厂的使用率仅在5%~10%。同时，我国医学科研成果的转化率不足10%，技术成果与市场需求脱节的情况十分明显，亟待新的产业转化和服务模式来解决这一问题。

在上述行业背景下，医疗器械研发外包服务模式经过前期发展，已成为各类医疗器械研发主体降低前期投入、加快注册申报进程、减少产品上市风险的重要战略选择。医疗器械研发外包服务涵盖临床前研究、小规模试产、临床试验、注册申报和上市后生产等多个环节。其根据环节的不同提供针对性的服务，主要包括市场调研、风险管理、产品定型、厂房设计建设、工艺流程优化、临床试验方案设计、申报资料编写、规模化委托生产等。

在医疗器械研发外包服务领域深耕10年的奥咨达曾公开过这样一份数据：以二类医疗器械为例，如果由本土医疗器械企业自身操作，产品从研发至上市耗时需要3~8年，投入资金1000万~1亿元；而如果选择100万元的委托外包服务，那么普遍能实现1年取证。与前者相比，后者可以缩短60%的时间，节约90%的成本，由此可见这一业务模式的市场价值。

除本土客户外，国外医疗器械品牌也已成为我国医疗器械研发外包服务企业的重要客户来源。我国规定，申请注册进口医疗器械，必须是境外厂家在国内设置的代表处，或境外厂家指定的国内法人企业。这一注册限制为我国医疗器械研发外包服务企业创造了更大的市场空间。以 2019 年为例，国家药监局受理进口医疗器械注册申请 5593 项，相比 2018 年增长了 32%。随着国外医疗器械加速进入国内市场，国内外包服务需求也会相应增长。

2019 年，全国医疗器械研发外包服务行业市场规模已达 100 亿元，未来在医疗器械注册人制度试点政策及医疗器械研发外包服务企业技术创新和模式创新的双重推动下，研发外包服务市场的渗透率和增长速度还将进一步提升，未来年均复合增速将高于 20%。

医疗器械注册人制度撬动行业变革

近几年国家不断出台相关政策，规范医疗器械的研发、注册、生产环节。例如，2009 年年末，国家首次颁布了《医疗器械生产质量管理规范（试行）》，要求医疗器械生产企业在医疗器械设计开发、生产、销售和售后服务等过程中遵守 GMP 的规范要求。2014 年年底，国家又对该版试行规范进行了完善与修订。为进一步加强医疗器械临床试验管理工作，全面规范医疗器械临床试验过程，保障受试者权益，提高医疗器械临床试验的科学性，2012 年年底，当时的国家食品药品监督管理总局发布了《医疗器械临床试验质量管理规范（征求意见稿）》，并在 2016 年正式公布了《医疗器械临床试验质量管理规范》。

在规范行业的同时，国家也加大了对医疗器械领域的扶持，鼓励医疗器械领域的研究与创新。例如，2015 年国务院印发了《中国制造 2025》，其中明确把新材料、生物医药及高性能医疗器械作为重点发展的十大领域之一，提出提高医疗器械的创新能力和产业化水平，逐步摆脱高端医疗器械依赖进口的局面。2016 年，中共中央政治局会议审议通过了《"健康中国 2030"规划纲要》，提出加强高端医疗器械创新能力建设，推进医疗器械国产化。提高医疗器械创新能力和产业化水平成为现阶段工作的重中之重。

随后在 2017 年，《关于深化审评审批制度改革鼓励药品医疗器械创新的意见》出炉，明确了我国促进医疗器械产业结构调整和技术创新，提高产业竞争力，满足公众临床需要的总体方向，同时该意见也成为医疗器械注册人制度的重要依据和纲领性文件。

我国医疗器械注册人制度的首次正式登台，是 2017 年 12 月《中国（上海）自由贸易试验区内医疗器械注册人制度试点工作实施方案》率先由上海食品药品监督管理局发布实施。医疗器械行业自此实现注册和生产的解绑，生产方和技术方分离，注册申请人可以是医疗器械生产企业，也可以是研发机构、科研人员、医生等。

医疗器械注册人制度是具有行业颠覆性意义的一次变革，上市许可持有人不用再背负生产设备、人员、场地等资产运营压力，可以专注于产品研发，有利于激发医疗器械创新人才的积极性。同时，持有人可以将生产委托给有资质和生产能力的企业完成，这将进一步加快医疗器械行业内的专业分工与合作。这种分工还能有效抑制医疗器械行业的低水平重复建设，加快创新产品的上市和落地。此举也为医疗器械研发外包服务企业开辟出了新的业务方向，使这类企业的业务从临床试验、注册环节延伸到了研发、生产环节。医疗器械研发主体可以将实验室研发、小规模试产、规模化生产、质量质控等交给专业的研发外包服务企业，为后者的市场创造大增量，将吸引更多的企业入局，加快行业发展。

2019 年 8 月，随着《国家药监局关于扩大医疗器械注册人制度试点工作的通知》的发布，医疗器械注册人制度的试点地区随即被扩展至 21 个省份。医疗器械注册人制度率先在上海、广东、天津三个自贸区开始试点。因为自贸区有国家政策支持，同时汇聚了技术、人才、资本等产业要素资源，在这些地域开展医疗器械研发外包服务试点见效快，便于形成经验推广至其他省份，加快医疗器械研发外包服务行业的发展。预计至 2021 年，剩余省份也将出台医疗器械注册人制度的相应试点政策，届时将激活国内整个医疗器械研发外包服务市场，为相关企业创造发展契机。

医疗器械注册人制度对医疗器械研发外包服务行业而言既是机遇，也是挑战。

首先，考验企业是否具备较强的质量管理能力。各省份的试点方案中都提到，要鼓励第三方机构对注册人和受托人质量管理体系运行情况及有效性进行评估。如果医疗器械研发外包服务企业具备较强的质量体系搭建能力，那么便可以快速抢占相关市场，承接这类第三方机构的职能，由此为自身创造业务增长。

其次，考验企业是否具有全国性的业务能力。目前上海、江苏、浙江、安徽等十数个省份都已允许注册人跨省委托生产，这意味着具有品牌和业务能力的企业，其 CDMO（合同研发生产组织）服务将不限范围，可以将业务覆盖到 21 个试点省份，提供样品生产和上市后产品的规模化生产。

最后，考验企业是否具备新客户领域的开拓能力。政策规定，科研机构、高校、医院、科研人员等主体也可成为医疗器械注册人，允许其通过委托的形式研发产品及进行产品上市后的生产，这极大地增加了医疗器械研发外包服务企业的拓客渠道。按当前行业数据推算，医疗器械研发外包服务行业的下游市场直接新增了 34 354 家医院和 272 所医学类高校等机构。

由此可见，国家层面和地方层面发布的医疗器械注册人制度试点政策，为医疗器械研发外包服务释放了巨大的市场需求。相关企业应该抓住契机，完善研发外包服务体系，优化服务内容，拓展市场布局范围，抢占更多的市场份额。

智能制造与高端服务的双业融合

如上所述，随着注册人制度影响范围的逐步扩大，在政策、新兴合作形式的多重推动下，越来越多大型医疗器械研发外包服务企业开始向更为广泛的业务功能布局，外包合作形式从 CRO 进一步扩展到了 CDMO 领域。

当前已具备一定规模的医疗器械研发外包服务企业，通常同时会开展医疗器械 CRO 与医疗器械 CDMO 两类业务。其中，医疗器械 CRO 主要是通过合同形式向医疗器械研发主体提供产品临床研究服务。临床试验是该类企业提供的核心服务，可以帮助医疗器械研发主体加快临床试验进程，更快地进入注册申报环节。因此，医疗器械 CRO 侧重研发能力，是技术密集型的外包业务。

医疗器械 CDMO 主要是通过合同形式向医疗器械研发主体提供工艺研发设计、生产服务，主要服务于小规模试产和上市后的批量生产，在此过程中还能提供项目管理、流程优化、安全环保和信息安全服务，帮助医疗器械研发主体提高质量管控、缩短试产周期、降低生产成本、提高生产效率。该类业务的核心在于"D"，即 Development，目的是帮助更多研发型的企业进行实际的技术转化，促进商业化，因此也具有更高的准入门槛。工艺技能与资产规模成为占领行业市场的必备条件，该类业务是兼具技术密集型和资本密集型的外包业务。

当前，具有条件的医疗器械研发外包服务企业，通过将上述医疗器械的 CRO、CDMO 服务进行功能集成，为医疗器械客户提供了平台"闭环"服务的解决方式，极大地推动了医疗器械行业生产组织方式的变革。

不仅如此，2018 年中国国际医疗器械博览会上，作为医疗器械研发外包服务行业的领先企业，奥咨达独家发布了全球首家医疗器械 3C 产业平台，即将 CRO、CDMO、MD Cloud（医械云大数据平台）功能集于一体，通过"医疗器械 + 互联网 + 高端服务 + 先进智造"的创新模式，为医疗器械创业者提供针对性的一站式解决方案。如图 3-9-2 所示，其服务内容涵盖 IVD 样品生产、IVD 批量代加工、定制化生产、厂房租赁、产线转移、概念创意孵化、专利技术购买、研发设计与转化、行业资源对接、政策解读与指导以及 GMP、ISO 13485 生产方案等。

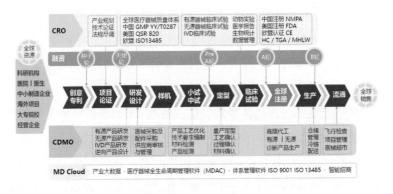

图 3-9-2　奥咨达医疗器械 3C 产业平台功能示意

具体来说，奥咨达的 3C 产业平台包括 CRO、CDMO，MD Cloud，并进一步融合了投融资服务平台（专利评估、普惠金融）和产业服务平台（产业规划、专业教育、行业智库），以及强大的医疗器械专业数据库、项目管理平台和研发生产基地（位于上海、深圳、新乡、上饶的 GMP 工厂）。这一创新性的平台服务模式可吸引国内外优秀的医疗器械方面的科技人才、创新项目和产业基金落户，特别是可解决科研院所、医疗机构及国内外初创项目的实际转化需求，从概念创意到产品成型，全力加速产品的上市周期和产业化，快速实现产业招商。

其中 MD Cloud 是奥咨达自行研发建立的医疗器械产业大数据服务系统，是构成医疗器械 3C 服务体系的重要组成部分。该系统在软件技术的基础上，充分结合了 20 年来医疗器械产业信息化管理的经验，形成了适用于医疗器械行业的专业软件和云端服务核心功能，建有器械信息查询和交换平台、医械查、行业品牌公众号医讯早报及医疗器械专业管理软件 MDAC、RIMS 等，从而可以实现医疗器械产业服务的标准化、数字化、软件化、网络化。

图 3-9-3 所示为医械云的核心应用场景，包括应用于 3C 平台模式运营管理中合规智造管理系统的软件集成，依赖软件的系统管理、云端数据、现场自动化等。该系统能充分实现医疗器械行业"产研营"共享的管理需求，打造出真正的合规共享管理体系。

另一个重要的应用场景是"医械查"。为了更好地服务医疗器械行业相关人员，这一小程序汇集了常用医械行业信息，相关人员可查询医械最新法规集成、医械编码、产品、生产企业、公告机构、检测机构、指导原则以及临床资源等丰富的产业数据信息，集产业信息发布、查询、交换等功能于一体。

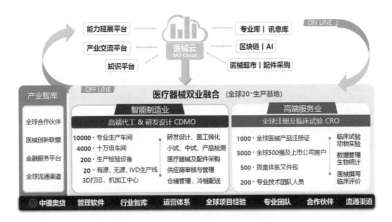

图 3-9-3　"医械云"助力医疗器械双业结合

对于大部分医疗器械研发外包服务企业来讲，尽管大数据应用与受托生产服务开展难度较大，但不可否认的是，"CRO+CDMO+大数据"将成为行业未来的发展方向和新增长点。与国外相比，中国医疗器械与药品消费结构畸形，大部分高端市场依旧被国外企业占据。在医疗器械这一万亿级市场中，随着行业市场化、专业化水平的不断提高，医疗器械研发外包服务企业的专业服务占比会逐步提高，因此中国医疗器械行业有很大的发展空间。

第 **4** 章

健康应用融合科技升级

干细胞，生命科技的无限可能

用科技健康做好生命全周期的健康管理

医药电商：从药品流通到智慧医药新生态

相互保险，解决带病投保的互助共济

全民众筹，区块链驱动下的透明公益

提升科研效能、平衡科技资源的创新共享平台

合作共赢，海峡两岸医疗健康产业共谋新发展

—4.1——————————————————————————

干细胞，生命科技的无限可能

世上最美好之事，莫过于在生命的长河里尽情活出自己想要的样子。而干细胞能让生命享有科技创新带来的无限可能。

—— 旷逸生物董事长　沈洁

生命之源种子细胞，人体自带的修复包

人类对人体的组成，已经进行了上百年的探索，孜孜不倦的科学家们一直没有停下脚步，而有关干细胞的科研成果曾数次问鼎世界科学舞台。1957 年，美国华盛顿大学的唐纳尔·托马斯发表报告称，将正常人的骨髓移植到患者体内，可以治疗造血功能障碍。后来的研究表明，骨髓中含有造血干细胞。唐纳尔·托马斯因此荣获 1990 年诺贝尔生理学或医学奖。1981 年，马丁·埃文斯和盖尔·马丁分别建立了小鼠胚胎干细胞系，证实"胚胎干细胞"的细胞可以从组织层细胞全面恢复老鼠的生育能力，马丁·埃文斯因此获得了 2007 年的诺贝尔生理学或医学奖。1996 年 7 月，罗斯林研究所的伊恩·威尔穆特教授等人通过体细胞克隆法培育的"多利"羊问世，"多利"羊是世界上首只成年体细胞克隆动物。

1999 年，美国 *Science* 杂志将干细胞研究进展列为当年世界十大科学成就之首，自此，干细胞研究成为人类医学和生命科学研究的热点。2006 年，日本京都大学教授山中伸弥等人因转染四种转录因子，将小鼠成纤维细胞重编程为诱导多能干细胞而成功获得 2012 年的诺贝尔生理学或医学奖。2012 年，美国奥西里斯诊疗公司宣布获得加拿大卫生部对其干细胞疗法药物 Prochymal 的上市批准。该药物用于治疗儿童移植物抗宿主病（GVHD），是世界上首个人造干细胞治疗药物。

2013 年至今，不同来源的干细胞（胚胎来源、胎儿来源、成人来源、诱导多能干细胞等）治疗不同疾病的进展快速推进，涉及病种众多，如自身免疫性疾病、心肌梗死、糖尿病、肝硬化、脊髓损伤等。

巨大的临床应用价值和广阔的市场前景主要源于干细胞独特的生物学特性，即"干性"。"干性"是指干细胞所特有的分化能力、自我更新和高度增殖这三种特性。（1）分化能力是指可以在特定条件下分化产生特定的终末细胞，形成组织；（2）自我更新是指通过不断地自我更新，使机体干细胞库的大小和质量维持不变，保证了机体在生命过程中对各类细胞更新的需要；（3）高度增殖是指干细胞增殖潜能巨大。以造血干细胞为例，人类骨髓中的干细胞仅占骨髓单个核细胞的 1/107~1/106，只需少量（<5%）处于细胞周期的造血干细胞，便能保证机体恒定地造血。

根据干细胞功能的不同，可将其分为三类：第一类是以胚胎干细胞、诱导多能干细胞（IPS）为代表的"全能干细胞"。它们具有形成完整个体的全部分化潜能，具有与早期胚胎细胞相似的形态特征和很强的分化能力，可以无限增殖。第二类是以间充质干细胞为代表的"多能干细胞"，这种干细胞具有分化出多种组织细胞的潜能，但没有发育成完整个体的能力，发育潜能具有一定的局限。第三类是以神经干细胞为代表的单能干细胞。顾名思义，这类干细胞只能向一种类型或密切相关的少数类型细胞分化。干细胞分类如图 4-1-1 所示。

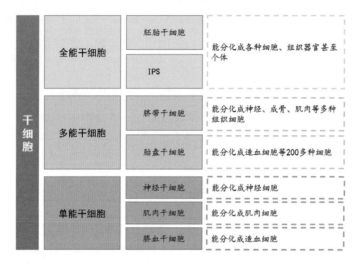

图 4-1-1　干细胞分类

以干细胞技术为核心的产业链布局

目前，依托于干细胞采集、储存、研发、移植、治疗等技术的产品或服务，主要为了满足人类的各种医疗和应用，干细胞应用的产业链也日渐清晰：上游为干细胞的采集与存储，中游为干细胞的增殖与药物研发，下游为干细胞的治疗应用，如图 4-1-2 所示。

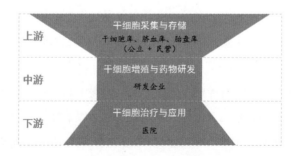

图 4-1-2　干细胞产业链

在产业链上游，干细胞采集和存储业务已经进行到相对成熟的产业化发展阶段。其主要业务围绕脐带血干细胞、脐带间充质干细胞、脂肪干细胞等物质的采集与保存进行。

以最为成熟的脐带血库为例，其分为公共库和自体库两种类型。公共库接受公共脐带血捐赠，免费保存，支持自用；自体库则为收费保存，只用于保存以供自体移植所用。早在 1999 年，我国就规划在全国范围内试点建设 10 个公共库，并给北京、天津、上海、广东、四川、山东、浙江 7 个省份（直辖市）发放了"脐带血库牌照"。根据央广网 2019 年的报道，北京市脐血库的设计库存量已达百万级，作为全国首家合法脐血库，其已成为亚洲库容量最大的脐血库，至今已累计出库应用超过 1400 份脐带血，救治患者超 1300 人。截至 2020 年 3 月 31 日，中国红十字会下属中华骨髓库库容也已达 281 万人份，捐献造血干细胞 9485 例，患者申请人数达 8.5 万。

产业链中游主要为干细胞增殖、干细胞技术及产品研发，目前仍处于试验阶段。目前全球仅有 10 余款干细胞药物获批上市，而截至 2020 年上半年，国内尚无任何药物形式的干细胞治疗产品上市。目前，国际上大多在研产品正处于临床 II、III 期研究阶段。有数据显示，国家药品监督管理局药品审评中心 2020 年 4 月已受理 12 项干细胞药物临床试验申请，目前通过默示的有 8 项，涉及的适应证包括急性移植物抗宿主病（2 项）、膝骨关节炎（3 项）、糖尿病足溃疡（1 项）、缺血性脑卒中（1 项）、类风湿关节炎（1 项）等。而更多的干细胞临床研究项目（74 个）已经相继启动，我国的干细胞临床转化也将迎来更大的发展。

产业链下游包括干细胞的治疗与应用，当前的主要业务形式为干细胞移植。执业机构主要是具有干细胞治疗资质的公立医院，如

中国人民解放军总医院第六医学中心、北京大学人民医院、首都医
科大学附属北京朝阳医院、复旦大学附属华山医院、武汉市中心医
院等。截至2019年12月，根据国家卫健委的《造血干细胞移植技
术管理规范（2017年版）》和《非血缘造血干细胞采集技术管理规
范》规定，在中华骨髓库管理中心备案的造血干细胞移植、采集医
院总计172家。

全球干细胞市场规模在2001年就已达到3.3亿美元，2004年提
升了300%，达到10亿美元，2007年再次翻番，接近20亿美元，
2015年已达635亿美元。据2014年国际细胞治疗研讨会上专家的预
测，2020年，全球干细胞产业规模将达到4000亿美元。

在我国，前瞻产业研究院发布的《2018—2023年中国干细胞医
疗行业发展前景预测与投资战略规划分析报告》中的数据显示，我
国干细胞医疗市场规模，2018年年底已达到了657亿元，并预测
2024年将超过1300亿元，如图4-1-3所示。未来，随着监管政策的
明确以及相关药品的获批上市，我国干细胞产业的市场潜力会更大。

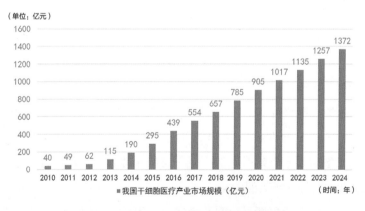

图4-1-3 我国干细胞医疗产业市场规模及预测

产业政策：由宽到紧再到专项支持

　　生物科技和转化医学已经成为衡量一个国家生命科学与医学发展水平的重要标志。干细胞技术作为前沿科技，在疾病治疗、器官移植、生物修复以及医学美容等领域拥有巨大的应用潜力及广阔的市场需求。国际研究机构透明市场研究（Transparency Market Research）的研究数据表明，近 10 年全球干细胞市场规模呈持续上涨趋势。在全球干细胞市场迅速发展的大背景下，我国政府也不断出台相关政策法规，并在资金上给予大力支持，促使干细胞研究日趋规范，促进了干细胞基础研究向临床转化，推动了干细胞产业的快速发展。相信在不久的将来，干细胞可以为人类的医疗及美容等行业带来跨时代的变革，最终为人类的健康带来福音。

　　20 世纪 90 年代，国内政策开始大力支持干细胞临床研究及应用。国家在 1993 年出台了《人的体细胞治疗及基因治疗临床研究质控要点》，1999 年发布了《人的体细胞治疗申报临床试验指导原则》，1995 年明确了《脐带血造血干细胞库管理办法（试行）》，2001 年下发了《脐带血造血干细胞治疗技术管理规范（试行）》等一系列最初的指导文件。在上述约 10 年时间中，我国也实践了大量干细胞治疗手术，脐带间充质干细胞治疗每年的治疗例数达到了 5000 例，骨髓干细胞治疗每年的治疗例数也在 2000 例左右，近 300 家医院和机构开展了干细胞治疗。

　　2009 年，国家出台了多项重要法规，把干细胞划为需要严格管制的"第三类治疗技术"，同时发布了《医疗技术临床应用管理办法》，针对异体干细胞技术发布了明确的禁止条例，而且对于自体干细胞治疗技术和异基因干细胞移植技术都采取了严格的准入规定。自 2012 年《人民日报》对某医院违规开展干细胞诊疗活动的情况进行深入报道后，国家政策监管进一步趋紧，发布了《关于开展干细胞临床研究和应用自查自纠工作的通知》，叫停了所有正在开展的未经批准的干细胞临床研究和应用项目，行业发展速度大幅减缓。

2015 年，干细胞发展再次步入快车道，当时的国家卫计委先后出台了备受关注的干细胞三大政策：《干细胞临床研究管理办法（试行）》《干细胞制剂质量控制及临床前研究指导原则（试行）》《关于开展干细胞临床研究机构备案工作的通知》，其中《干细胞临床研究管理办法（试行）》成为我国首个针对干细胞临床研究进行管理的规范性文件。国家通过采取严格的措施，规范了干细胞研究和临床应用，自此干细胞临床应用和研究变得有据可循。2016 年，干细胞技术创新与应用分别被列入《"十三五"国家科技创新规划》与《"健康中国 2030"规划纲要》，这也反映出国家对干细胞技术与行业发展的重视和关注。

2017 年，我国"干细胞及转化研究"重点专项立项共计 43 项，国拨经费数总计 9.4 亿元。到 2020 年，中央财政已连续 4 年拨款，总计超过 22 亿元，以支持"干细胞及转化研究"重点专项。2018 年，科技部宣布成立"粤港澳大湾区干细胞与精准医疗战略合作联盟"，粤港澳三地联手推动干细胞产业发展及转化。

在政策的影响下，我国在干细胞研究领域取得快速突破，截至 2018 年，国际相关发文量已突破 9000 篇。仅统计 2015—2018 年登记的国际干细胞临床试验，数量位居全球前 3 位的国家分别为美国（264 个），中国（136 个）和英国（40 个），中美两国在数量上保持绝对领先的优势。

2019 年，国家卫健委发布了《体细胞治疗临床研究和转化应用管理办法（试行）（征求意见稿）》，明确了体细胞治疗等新技术的临床研究获得安全有效性数据后，可以申请临床应用并收费。

我国相关企业通过与国外学术机构开展长期合作，引入全球高端技术，加速研发进程。以旷逸生物为例，该企业在干细胞领域与美国斯坦福大学、美国应用干细胞公司、中国科学院等科研机构进行合作，同时联合 2013 年诺贝尔生理学或医学奖得主在内的美国科学院院士，以及欧洲科学院院士等专家，共同开展干细胞技术与产品的研发。旷逸生物在人外周血中造血干细胞的分离方法、人外周血中自然杀伤细胞的快速富集与分离方法、提高人间充质干细胞向成骨分化能力的方法、自然杀伤 T 细胞活化剂多肽及其应用、组织工程细胞培养支架的制备方法、利用细胞工厂制备间充质干细胞的方法上获得了多项专利。

聚焦成熟应用，干细胞产业未来可期

以干细胞治疗为核心的再生医学正成为继药物治疗、手术治疗后的另一种疾病治疗途径，引领着新的医学革命。其临床应用在血液系统疾病、代谢性疾病、内分泌系统疾病、免疫系统疾病，以及对衰老的研究等领域备受关注。造血干细胞移植已成为针对白血病、淋巴瘤等血液肿瘤的一种成熟的常规治疗手段。据统计，目前正在进行临床试验的干细胞治疗疾病达百余种，涉及心肌梗死、心力衰竭、恶性肿瘤、糖尿病、脑卒中、帕金森综合征和脊椎损伤等多种重大疑难疾病，如表 4-1-1 所示。

表 4-1-1　干细胞技术临床研究的主要方向

研究方向	具体内容
美容、抗衰老	创伤修复与组织工程； 脂肪移植与肥胖症； 延缓皮肤衰老； 脱发

续表

研究方向	具体内容
血液系统疾病	血红蛋白病； 再生障碍性贫血； 白血病； 地中海贫血； 镰刀型细胞贫血症
神经系统疾病	阿尔茨海默病； 多发性硬化； 帕金森综合征； 运动神经元损伤； 脑卒中； 脑瘫； 脊髓损伤
自身免疫系统疾病	重度联合免疫缺陷病； 系统性红斑狼疮； 干燥综合征； 移植物抗宿主病； 皮肤炎； 重症肌无力
泌尿系统疾病	慢性肾衰竭； 阳痿； 尿毒症
外科疾病	肌肉萎缩； 股骨头坏死； 关节炎
肝病	重症肝病
心血管疾病	血管病变； 心脏病
肿瘤	脑瘤； 神经元肿瘤； 淋巴瘤

续表

研究方向	具体内容
其他	糖尿病； 支气管发育不良； 肺气肿； 慢性支气管炎； 克隆氏病； 肢体缺血性疾病； 角膜缘干细胞治疗

干细胞作为"万用细胞"，其技术应用已扩展到以下五个领域：细胞替代治疗、系统重建、组织工程、基因治疗以及美容和抗衰老领域。

细胞替代治疗方面，目前临床医学已实现利用间充质干细胞、生殖干细胞、神经干细胞等成体干细胞，对神经系统疾病、糖尿病、生殖系统疾病等进行修复治疗。以阿尔茨海默病为例，其病理是神经元被持续地大量破坏，而没有再生神经元补充，而神经干细胞的增殖能力和分化能力经过一定诱导，可分化出临床所需的神经细胞，用以修复因神经元丢失或损伤所导致的疾病，该项理论也已在成年鼠类模型动物上得到了试验证实。此领域目前不断有新的突破性进展，但数量控制与长期安全性还需进一步研究。

系统重建方面，目前临床应用已相对成熟，利用造血干细胞和间充质干细胞，可以重建机体的造血系统和免疫系统，此手段已成为白血病、再生障碍性贫血等血液疾病及免疫系统缺陷疾病的一种有效治疗手段。自 1999 年国内首例脐血干细胞移植成功治疗急性髓性白血病以来，脐血干细胞移植在临床应用中便得到了广泛使用。中国科学院的数据分析显示，临床跟踪的 75 例植入患者中，有 47 例长期无病生存，有效率约为 63%，而传统化疗的 5 年生存率只有 33%。

组织工程方面，目前科学家已经能够在体外鉴别、分离、纯化、扩增和培养人体胚胎干细胞，并以这样的干细胞为"种子"，培育出一些人体组织器官，用以替代人体病变的组织器官，或用来作为疾病模型和药物检测模型。相较捐献的器官，利用自身干细胞进行培养移植不会产生异体排斥反应，从而不必长期服用免疫抑制类药物。目前已有泪腺管、血管、气管等人造器官投入临床应用，软骨组织、耳朵、鼻子等面部器官的试验也在多个国家开展。

基因治疗方面，干细胞自身就是较为理想的靶细胞，可以为目的基因后续的稳定表达创造环境，但干细胞用于基因治疗的技术尚不完善，需要持续开展如提高基因转移效率、使基因稳定表达、防止基因整合导致的肿瘤发生等大量的具体研究。

美容和抗衰老方面，研究表明，衰老的细胞会成为组织的负担，影响周围细胞，进一步削弱器官功能。这时健康的细胞及体内的干细胞就会补充衰老细胞造成的功能空缺，维持组织的健康稳态，如图 4-1-4 所示。

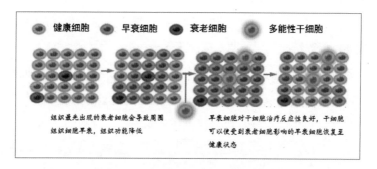

图 4-1-4　组织健康稳态维持及破坏概念图

旷逸生物利用自身药品级 GMP 实验室研发出多款外用美容修复产品。其原理是通过干细胞培育提取细胞活性肽等营养成分，以非医疗手段补充自体皮肤的细胞活性，加快新陈代谢，从而促进胶原蛋白分泌、弹性纤维生长等。

近期，为应对 2020 年影响全球的新冠肺炎疫情，有多个关于干细胞治疗新冠肺炎的应急科技攻关项目立项启动。据科技部公布的数据，截至 2020 年 4 月，武汉已经完成了超过 200 例干细胞治疗临床试验，并且安全性良好。由此可见，随着人类对干细胞研究的不断深入，以及大量临床试验数据的积累，干细胞产业逐渐走向大规模、深度产业化的时期，并即将迎来快速发展的黄金时代。

4.2

用科技健康做好生命全周期的健康管理

> 健康管理的意义是，不要等到了医院再管理健康，而是将防控疾病风险前移，重视慢病管理，通过对生命全周期、慢病全过程的健康管理，延缓、拉长家到医院的距离。企业应重视民众日益增长的多层次、多样化的健康需求，积极推动技术创新、管理创新和模式创新，在智能科技时代主动转型，推动行业加速发展。
>
> —— 秀域集团董事长　李晓宁

健康管理，积极应对健康问题的有效途径

改革开放以来，随着我国工业化、城镇化、人口老龄化的发展，以及生态环境、生活行为方式的变化，慢性病已成为居民的主要疾

病负担和死亡原因。心脑血管疾病、癌症、慢性呼吸系统疾病、糖尿病等慢性病导致的负担占总疾病负担的 70% 以上，导致的死亡人数占总死亡人数的 88%。为积极应对当前突出的健康问题，我们必须将关口前移，采取有效的干预措施，进行全民健康管理，尽量不生病、少生病，提高生活质量，延长健康寿命。这是以较低成本取得较高健康绩效的有效策略，是解决当前健康问题的现实途径。

2016 年 10 月，中共中央、国务院印发了《"健康中国 2030" 规划纲要》，文件明确提出，把健康融入所有政策，力争到 2030 年全民健康素养水平大幅提升，健康生活方式基本普及，居民主要健康影响因素得到有效控制，因重大慢性病导致的过早死亡率明显降低，人均健康预期寿命得到较大提高，居民主要健康指标水平进入高收入国家行列。2019 年 6 月，国家卫健委制定了《健康中国行动（2019—2030 年）》，围绕疾病预防和健康促进两大核心，提出将开展 15 个重大专项行动，促进以治病为中心向以人民健康为中心转变。同年 7 月，国务院成立了健康中国行动推进委员会。该委员会负责统筹推进、组织实施、监测考核。

除了宏观政策，微观行业政策中的健康管理也被频频提及，对行业发展进行了强调和肯定，并指明了具体发展路径。2019 年 11 月，中国银行保险监督管理委员会（简称银保监会）新修订的《健康保险管理办法》首次将健康管理以专章写入，在健康管理的主要内容、与健康保险的关系定位、费用列支等方面予以明确。具体来看，保险公司可以将健康保险产品与健康管理服务相结合，提供健康风险评估和干预、疾病预防、健康体检、健康咨询、健康维护、慢病管理、养生保健等服务，降低健康风险，减少疾病损失。健康保险产品提供健康管理服务，最高 20% 的净保费可用于健康管理。

在新政策、新科技、新理念的直接助推下，产业升级向纵深推进，健康管理进入了发展的快车道。2019 年年底，美年大健康集团董事长俞熔在公开演讲中分享道：健康体检行业已发展为二、三千亿元的市场规模，而检后的健康管理市场在未来几年将达到一万亿元的规模。据动脉网统计报告，从 2018 年到 2020 年第一季度，健康管理领域一级市场共发生了 132 起投融资事件，资金投入约为 59 亿元，如图 4-2-1 所示。最受资本青睐的三大细分领域为慢病管理、运动健康、健康管理。

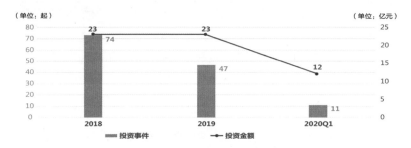

图 4-2-1　2018 年—2020 年第一季度健康管理领域的投融资情况

让"治未病"重新定义家到医院之间的距离

在政策、资本、技术等主要因素的驱动下，健康管理目前正处于一个充满机遇的时代。那么，健康管理到底是什么呢？根据《中国健康管理与健康产业发展报告（2018）》中的定义，健康管理是整合运用医学、管理学、信息学的理论、技术、方法和手段，对个体或群体的健康状况及影响健康的危险因素进行检测、评估、干预与连续跟踪的医学行为和过程。据美国凯撒医疗披露的一项数据，医疗只占健康影响因素的 10%~20%，而居住环境、生活方式等占到了健康影响因素的 80%~90%。故欧美学者认为，健康管理是以非医疗的手段帮助人们趋近完全身心健康的程度。虽然中外对健康管理的定义略有不同，但普遍认同健康管理的目的是以最小的投入获得最大的健康效益。

重医疗、轻预防是健康医疗生态里最普遍的问题，健康管理行业长期处于探索中。在以公立医院为主导的医疗服务体系里，健康管理在早期似乎只限于公立医院里的体检科室。实际上，健康管理服务包括健康体检、慢性病筛查、中医保健、心理咨询、运动健身、养老照护、康复理疗、健康监测等丰富内容，是实施健康管理策略的具体路径。

健康管理是让民众不要等到生病了或病情严重了才到医院治疗，而是"治未病"。其实"治未病"一直是我国中医的基础理念，正如《黄帝内经》中所言："圣人不治已病治未病，不治已乱治未乱，此之谓也。"这句话诠释了三个维度的内涵：第一个维度是"未病先防"，第二个维度是"治其先兆"，第三个维度是"治其未盛"。中医传承至今，未病养生、协调平衡仍然是中医的核心思想，包括形神共养、协调阴阳、顺应自然、饮食调养、和调脏腑、通畅经络、益气调息、动静适宜等一系列原则。

为充分发挥中医"治未病"的技术理论和独特优势，清华大学医学院讲席教授、中国工程院院士程京曾在全国"两会"中提议，重视祖国数千年传承的医学精华"治未病"，适时建立"治未病"国家体系，充分发挥中医药的作用，保人民健康和国家强盛。2019 年7 月，海南在全省推进深化中医"治未病"改革创新试点工作，主要从 5 个方面开展：（1）建立中医"治未病"体系。（2）制定中医"治未病"服务项目，实行分级分类管理。（3）吸纳非卫生技术人员，在医疗机构提供中医"治未病"服务。(4)改革医疗机构中医"治未病"专职医师职称晋升制度。(5)对中医"治未病"服务项目的价格实行分类管理。

"治未病"的重要性逐渐显现出来，人们对健康的认识也由疾病医学向未病健康管理倾斜，将疾病的防治重心前移，健康管理的场景也由医院前置到了入院前和家里。具体来说，就是健康管理机构通过对个人的健康状态辨识和健康状况的个性化评估，分析个人健康状态和体质类型，预测个人易患疾病倾向，制定相应的健康管理方案。个人依据方案进行健康管理，辅以科学系统的健身运动，并适当运用中医理念调理平衡，从而延缓、拉长家到医院之间的距离，享受高质量的健康生活。

"互联网 +"，让健康管理更高效便捷

伴随着 5G、云计算、物联网等技术的发展，健康管理不断与新技术相结合，有效提升了健康管理服务的可及性及便捷性。在满足现实需求的同时，健康管理机构应不断创造新产品、新方案，持续挖掘潜在需求，丰富健康管理产业链，带动产业空间发展壮大。

"互联网 + 健康管理"的具体应用呈现范围广、种类多的态势。按产品形态可大致分为软件应用和硬件应用两类。在软件应用中，最常见的就是线上健康管理平台。例如，美国 Welltok 是一家创办于 2009 年的健康管理平台，用户在该平台上能直观地看到影响自身健康的变量因素。同时，该平台通过收购健康分析公司 Predilytics，基于 2.5 亿美国人的专有数据库，利用机器学习制订个性化健康管理计划，从而激励用户改善健康，协助医疗保险商控制费用、扩大

收益。

近年来，最热门的健康管理硬件应用当属可穿戴智能设备。美国的 Fitbit 被认为是该领域的先行者和标杆企业。2009 年，Fitbit 推出了第一代智能手环，该手环可实时记录用户的体重、睡眠、运动等数据，后功能拓展至可监测技能指标、预警异常状态等，用户可随时随地进行健康评测。国内企业也在积极赶超，占领全球市场份额。华米科技的可穿戴设备 2019 年全年总出货量达 4230 万部，相较 2018 年全年的 2750 万部，增幅约为 53.8%；全年总营收达 58.123 亿元，较 2018 年全年营收增长了 59.4%，继续保持着在全球可穿戴智能设备方面的领先地位。

按用户不同阶段健康需求的不同，"互联网 + 健康管理"应用又可分为预防早筛、运动健身、健康追踪、慢病管理、康复理疗等。其中，预防早筛是在早期通过各种途径对未来可能发生的疾病进行早发现，以期尽早进行干预、治疗，降低发病风险，减少晚期病例和死亡率。其既可以通过医学影像辅助诊断，用人工智能技术发现人体眼底、心血管、口腔等部位的图像特征，以发现早期疾病，还可以通过消费级基因检测进行预防早筛。用户购买基因检测服务后，自助收集自己的唾液并寄回，即可很快获得包括健康风险、营养代谢、遗传性疾病、药物指南等结果在内的基因分析报告，为慢性病预防和早筛提供参考。

同时，慢病管理应用也在迅速发展。2020 年 5 月，据灼识咨询发布的《中国互联网慢病管理行业蓝皮书》统计，2019 年中国互联网慢病管理行业市场规模达 694 亿元人民币。预计到 2024 年，市场规模将达 2177 亿元，预测期年复合增速达 25.7%。慢性病严重危害居民的生命健康，例如，心血管疾病导致的死亡占居民疾病死亡构

成的 40% 以上。已有相关循证医学证据验证，通过互联网慢病管理
可有效减缓病程，预防并发症，同时降低患者的致残率与致死率。
医联作为国内最大的慢性病医疗服务平台之一，以肝病为慢病管理
切入点，通过建设互联网医院，逐渐覆盖各慢性病专科，包括糖尿病、
HIV、肿瘤、慢性肾病、心脑血管、精神、心理、呼吸、哮喘等多个
病种领域，为慢性病患者提供了一站式慢病管理健康解决方案。

科技健康，让创新医疗技术走进健康管理

2020 年 3 月，国家卫健委、国家中医药管理局联合发布了《新
型冠状病毒肺炎诊疗方案（试行第七版）》，明确在一般治疗中应
及时给予有效氧疗措施，有条件可采用氢氧混合吸入气（$H_2 : O_2 =$
66.6%：33.3%）治疗。国家卫健委最高级别专家组组长、中国工程
院院士钟南山，牵头广州呼吸健康研究院在全国多中心开展氢氧雾
化机（呼吸机）的临床研究。有关研究报告表明，吸入氢氧气能改
善气道阻力，增加氧气弥散度和氧流量，改善患者呼吸困难（急性
呼吸窘迫）的症状，运用氢分子还原恶性自由基，可起到抗炎、抗
毒副反应的作用，从而降低新冠感染患者危重型发病率。

对此，北京协和医院内科医学博士陈献明给出解释：新冠肺炎
病人早期症状并不凶险，但是后期会突然出现"细胞因子风暴"造
成的二次炎症风暴，使患者很快进入多器官功能衰竭的状态。此时，
无论是中医治疗还是西医治疗都很难逆转病情。"细胞因子风暴"是
重症患者体内出现的最后一个求助信号，提前或适时用上氢分子，
能减少"细胞因子风暴"的出现，减轻二次炎症风暴的破坏性，帮
助重症患者突破难关，减少重症患者的致死率。

　　已经拿到国家创新三类医疗器械注册证的滠美医疗，被列入国务院联防联控机制（医疗物资）保障组的"重要防疫装备"企业名单。疫情期间，滠美紧急为重点医院提供氢氧雾化机。国家和上海各部门通力合作，开辟绿色通道，协同全国各地近百家产业链企业复工，帮助滠美迅速组织生产，首批3000多台设备被运往武汉金银潭、汉阳、雷神山等医院，以供患者使用。

　　而在抗击新冠肺炎疫情之前，在全国拥有700余家门店的秀域科技健康，已与滠美展开合作，将氢氧雾化机应用到健康管理中。秀域集团董事长李晓宁曾分享，她自己的母亲在2014年患上血中风，机缘之下使用了氢氧雾化机进行综合治疗，使用之后，其母亲的语言能力恢复了80%，行动能力恢复了一半，目前身体情况良好。正是这样的亲身经历，让李晓宁深信氢氧雾化机的神奇疗效。这不是秀域第一次将创新医疗级别的产品应用到健康管理中。在集团转型科技健康后，秀域集团运用点阵波加超V射频等科技理疗设备，同时将中医理念进行科技化应用，通过物理疗法改善、缓解客户的肩周炎、关节炎、痛风、荨麻疹、感冒等疾病的症状，为客户提供了安心、放心的健康管理方案。

　　无论是严谨的医疗技术，还是创新的高科技产品，都需要有与用户高度关联的场景。高频、高质量的互动是健康管理服务场景的价值核心，也是行业机构提升利润水平和持续增长的基础。健康管理企业不再停留在传统的体检和基础养生保健领域，而是通过一系列技术创新、管理创新和模式创新，在智能科技时代积极转型，推动行业在变革中加速发展。

—4.3——————————————————

医药电商：从药品流通到智慧医药新生态

　　2020 年的疫情把在线医疗推向了新高，巨大的发展潜力提前释放，群众习惯被迅速培养。目前，关于我国药品网购的渗透率，各种口径统计均为个位数，而美国的药品网购渗透率已经超过 30%。从人口规模的增长和民众健康意识的增强可以预期，中国医药电商市场空间巨大。医药分开的逐步实施、处方外流、"4+7"带量采购、网售处方药的解禁、互联网医院的普及等，将为医药电商创造新的增长点。

　　　　　　　　　　——健客医药首席战略官兼首席财务官　周峰

现代医药流通行业在改革中发展

　　目前，我国约有 1.3 万家医药流通企业，但真正合规的不到 3000 家。据 Wind 统计，仅 2016 年 1 月到 7 月，就有 200 多家医药企业被收回药品经营质量管理规范认证证书（GSP 证书）或被吊销药品经营许可证。为规范、建立现代药品流通体系，促进行业转型升级，改善行业发展环境，积极推进药品流通行业供给侧结构性改革，2016 年 12 月，商务部发布了《全国药品流通行业发展规划（2016—2020 年）》，提出通过落实提升行业集中度，发展现代绿色医药物流，推进"互联网＋药品流通"，提升行业开放水平，完善行业标准体系等举措，到 2020 年药品流通行业形成统一开放、竞争有序、网络布局优化、组织化程度和流通效率较高、安全便利、群众受益的现代药品流通体系。

　　2017 年 1 月，对整个医疗行业产生深远影响的《关于在公立医疗机构药品采购中推行"两票制"的实施意见（试行）》（以下简称"两票制"）正式对外公布。其重要意义包括：（1）有利于减少药品流通环节，规范流通秩序，降低药品虚高价格；（2）有利于加强药品监管，实现药品质量、价格可追溯，保障群众用药安全；（3）有利于治理药品流通领域乱象，依法打击非法挂靠、商业贿赂、偷逃税款等违法行为；（4）有利于深化药品领域改革，提高行业集中度，促进医药产业健康发展，实现"三医联动"改革。

"两票制"政策实施后，医药流通企业直接面对药企和医疗机构，直接促使相关企业纯销业务呈比例增长，分销调拨模式业务则快速萎缩。同时，由于医疗机构的应付账款周转天数较长，导致自身净营业周期被快速拉长，现金流明显承压。随着我国医药流通行业的逐步规范发展，行业市场规模也在同步增长。据商务部统计，2018年我国医药流通销售总额为 21 586 亿元，同比上一年增长了 7.8%，如图 4-3-1 所示。

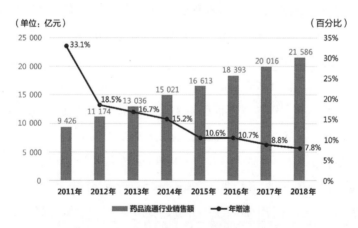

图 4-3-1　2011—2018 年医药流通领域销售总额及增速

为快速占领市场份额，许多医药流通企业积极拓展业务范围。据中国物流与采购联合会的不完全统计，2018 年我国医药物流自有医药运输车辆 29 511 辆，相比上一年度增长了 17.9%，其中冷藏车有 5 060

辆，增长了 30.1%。但随着以顺丰、邮政为代表的第三方物流企业入局医药流通领域，中小医药流通企业的生存空间将进一步被压缩。

与此同时，医药零售逐渐成为医药流通公司的一大收入增长引擎。以 DTP（直接面向患者）药房为例，在医药消费化的趋势下，DTP 药房被认为是具有高增长性的潜力市场。中国医药商业协会数据显示，目前 DTP 药房有大约 1280 家，预计在一到两年内，DTP 药房市场规模将达到 6100 亿元。

政策不断完善，在线处方、医保支付终放开

1997 年被誉为中国电子商务元年，这一年，国内首家垂直 B2B（企业到企业）商业网站"中国化工网"诞生，之后 8848、阿里巴巴、易趣、当当、京东等电商平台先后涌现，中国电商行业持续蓬勃发展。如今，电商经济已经成为驱动国民经济发展的新要素，在促进消费与结构调整方面展现出强大动力。1998 年，上海第一医药商店开设网上药店，后虽因无相关法律法规而被叫停，但该网上药店的开设被视为医药电商的试水和起步。相比其他行业的电商，医药电商是一个监管趋严、谨慎发展的行业。

2005 年 9 月，《互联网药品交易服务审批暂行规定》正式公布，其明确规定，从事互联网药品交易服务的企业须获得互联网药品交易服务机构资格证书，证书分为 A、B、C 三种。其中，A 证含金量最高，不仅需要国家当时的食品药品监督管理总局审批，而且标准高，获批难度大。健客网等早期拿到牌照的公司开展以电脑端为主要渠道的网售药品业务模式，利用互联网信息技术搭建平台，为个人提供药品交易服务。

直到 2014 年，《互联网食品药品经营监督管理办法（征求意见

稿）》发布，文件规定，互联网药品经营者应按药品分类管理规定的要求，凭处方销售处方药，并由执业药师负责处方的审核及监督调配。相关政策内容的松动让医药电商行业快速扩容。在此期间，由于手机的普及和移动互联网的发展，电商平台也完成了从以电脑端为主到电脑端和移动端相结合的转型，甚至某些品类在移动端的占比超过了电脑端。2016 年 12 月，《全国药品流通行业发展规划（2016—2020 年）》明确支持药品流通企业与医疗机构、医保部门、电子商务企业合作开展医药电商服务，促进线上线下融合发展。

2017 年 1 月，《国务院关于第三批取消中央指定地方实施行政许可事项的决定》发布，取消了对互联网药品交易服务企业（第三方平台除外）的审批，这意味着实行了长达十余年的互联网药品交易B 证、C 证审批正式取消。2018 年 4 月，国务院颁发了《国务院办公厅关于促进"互联网+医疗健康"发展的意见》，规定线上开具的常见病、慢性病处方，经药师审核后，医疗机构、药品经营企业可委托符合条件的第三方机构配送。网售处方药逐步解禁，是行业的重大利好，自此医药电商行业进入加速发展的快车道。图 4-3-2 所示为 2017—2020 年与医药电商有关的政策。

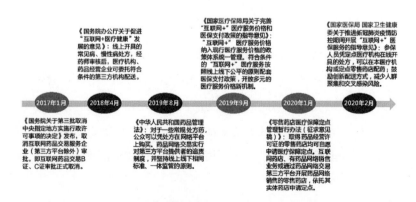

图 4-3-2　2017—2020 年医药电商的相关政策

2019 年 8 月，新修订的《中华人民共和国药品管理法》发布，其中规定，公众可以凭处方在网络平台上购买一些常规处方药。药品网络交易实行对第三方平台提供者的追责制度，并坚持线上线下相同标准、一体监管的原则。同年 9 月，《国家医疗保障局关于完善"互联网 +"医疗服务价格和医保支付政策的指导意见》发布，将"互联网 +"医疗服务的价格纳入现行医疗服务价格的政策体系进行统一管理。符合条件的"互联网 +"医疗服务可以纳入医保报销范围。准入机制的放开、医保支付的打通，将突破医药电商行业的原有格局，各种"互联网 + 医药"平台将快速崛起。

2020 年年初，政府接连发布了《零售药店医疗保障定点管理暂行办法（征求意见稿）》《国家医保局　国家卫生健康委关于推进新冠肺炎疫情防控期间开展"互联网 +"医保服务的指导意见》等政策，支持互联网药店、有药品网络销售业务或通过药品网络交易第三方平台开展药品网络销售的零售药店，依托其实体药店申请定点。同时，参保人员凭定点医疗机构在线开具的处方，可以在本医疗机构或定点零售药店配药，并鼓励创新配送方式，减少人群聚集和交叉感染风险。

"互联网 + 医药"的主要模式：医药电商 +O2O

2015—2018 年我国医药电商直报企业销售总额从 476 亿元发展到 978 亿元，年均增长率超过 25%。中投顾问发布的《2020—2024 年中国医药电商行业深度调研及投资前景预测报告（上下卷）》显示，2019 年医药电商销售总额突破千亿大关，达到了 1235 亿元。

2020 年的疫情把在线医疗推向了新高，巨大的发展潜力提前释放，群众习惯被迅速培养。这也意味着中国互联网医疗健康行业将进入快速发展阶段。在这个阶段，各类头部"玩家"持续布局生态体系，依据各自的核心优势纵向或横向延伸。各类价值链"玩家"也将加速入局，新工具、新场景和新入口将持续出现，从而形成新的格局。

目前，国内互联网零售药品的渠道主要以医药电商平台与O2O（线上到线下）平台为主。疫情期间，医药电商平台和O2O平台两种模式同时发挥了重要作用。其通过合理调配医疗物资，给口罩、防护服等防疫物资短缺的地区送去救命物资，同时帮助不能出门的慢性病患者找药、送药，解决必备药品"断粮"问题。据艾瑞咨询的《2020年中国居民购药调研白皮书》调研显示，疫情期间线上购药的主要群体仍以中青年为主，但受限于交通等因素，部分老年人也开始在子女或平台客服的指导与帮助下，尝试自己通过线上方式购药，不少老年人已逐渐将线上购药视为一种生活技能。

O2O平台是线上平台与线下实体药店合作，用户在线上下单，由实体药店将药品配送到家，故可以满足患者用药的及时性。实体药店药品的种类有限，价格上缺乏竞争性，配送距离也受实体药店的位置限制。因此，实体药店会越来越乐意与医药O2O平台合作，加上网售处方药带来的品类扩张，O2O订单量会持续增长。

而医药电商平台的模式是用户在线上药房选购药品、在线交易支付，由平台商家寄送药品。与实体药店和O2O平台相比，该模式主要有三点优势。第一，药品种类齐全，主流电商平台的SKU数量多为实体药店的10~60倍。例如，罕见病用药的适用人群较小，药品在实体药店很难买到，医药电商平台正在成为罕见病患者购药的首选渠道。第二，电商平台市场竞争充分，药品价格公开、透明，成本低于实体药店。例如，慢性病患者需要长时间定期服用药品，平价的医药电商能帮患者解决高成本的用药问题。第三，不受地域限制，医疗资源匮乏及药品资源不足的地区对电商平台依赖度较高，用户还可通过互联网医院等平台享受用药指导、远程医疗等服务。例如，疫情期间，全国口罩产量同比增长超过 6 倍，在医药电商平台的辅助下，口罩得以被快速精准地送至医疗物资紧缺的用户手中。

在医药电商投融资方面，行业整体融资事件减少，但单笔额度较大，融资总金额变化不大。京东健康在拿到 10 亿美元融资后，已于 2019 年 5 月正式独立；拼多多也在同年加码医药电商业务。在这些拥有流量、供应链资源的互联网头部厂商的带动下，未来医药电商市场的竞争将越发激烈。这说明医药电商行业的发展已经进入成熟期，市场将不断整合、沉淀，助推行业产生独角兽。

H2H 战略升级智慧医药新生态

互联网流量平台所占市场份额庞大，但医药电商对专业性的要求极高，加上用户有自由选择产品的权利，因此，医药电商行业发展已向专业价值服务转变。医药电商的核心模块包括引流、运营、供应链、仓储物流四大部分，这些模块几乎都是依靠产品技术支撑的，是平台成功的关键要素。信息化、大数据等前沿科技的应用，目标客户群的精准触达，使得医药电商有机会更深入地挖掘用户价值。

2020 年 6 月，易观分析公布的《中国互联网医疗年度分析 2020》显示，健客网在 2019 年互联网医疗领域 TOP 10 厂商月度活跃人数排行榜中位列第七。排名前十位的企业基本锁定了大部分流量，如健客网专注慢病管理服务，打通了"医 + 药"全链条，构建了集线上线下服务为一体的互联网医疗平台。

作为医药电商知名企业，健客网 2009 年成立于广州，曾获"互联网药品交易服务资格证书"，为广东首家 B2C（企业到消费者）互联网药品合法经营企业，也是全行业为数不多的拿到 A、B、C 三证的企业。2016 年，健客网被艾瑞咨询列为医药电商行业估值排名第一的独角兽企业，并成功获得 A 轮 1 亿美元融资。之后两年内，健客网又分别获得 A+ 轮 5000 万美元、B 轮 1.3 亿美元融资。2018 年，在中国科学院旗下《互联网周刊》联合 eNet 研究院发布的《2018 电商分类排行榜》中，健客网名列医药电商类榜单榜首，同年年销售额达 20 亿元。

立足于对互联网的深刻理解，健客网聚焦提升核心竞争力，通过流量获取、海量品类、技术驱动、慢病管理，紧跟市场变化，快速发展移动医疗。在发现"医 + 药"双轮驱动已经不足以满足患者的健康管理需求后，健客网于 2019 年 11 月正式发布了 H2H（Hospital to Home）智慧医药新生态战略，这也是对"医 + 药"双轮驱动的全新升级。由健客医生、健客网上药店、健客慢病管理中心和健客新媒体构成的业务模块，是支撑 H2H 战略的功能载体，如图 4-3-3 所示。

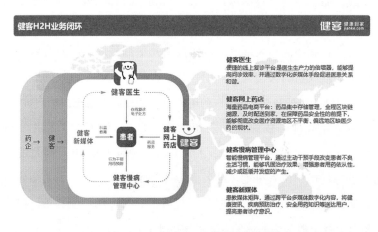

图 4-3-3　健客 H2H 战略的功能载体

在 H2H 战略下，患者在互联网医院平台上进行线上复诊，医生在互联网医院平台上开具电子处方。同时，医生可以借助健客慢病管理中心，为患者制订符合患者病情的个性化慢病管理方案。最后，基于多样化的销售渠道，健客网也为患者提供药品配送到家服务。

不同于其他领域的电商，医药电商需要根据细分人群，围绕用户需求场景重新组织资源和提升服务能力，才能在未来的市场中保持优势。例如，健客网将互联网医疗提升至与医药电商同等的战略高度，专注于慢病管理专科化发展，由被动等待低频用户转为主动寻找高频需求用户，从而打通了医生、医院、药企、药店等相关环节。同时，医药电商还需要专注于提供慢病管理服务的互联网医院、电子处方流转系统、新特药品直供、AI 服务技术等方面的发展，全方位满足用户定制化的健康管理需求。

──4.4────────────
相互保险，解决带病投保的互助共济

　　为特定群体提供特定的保障需求，是相互保险的一大特点，既为妇儿、"三高"、肾病等健康高风险人群，也为高风险职业的医疗人员提供保险服务保障。例如，针对此次参加抗击新冠肺炎疫情的一线医护人员，众惠相互保险不仅扩展了承保范畴，还开发了专属赠险，覆盖数十万一线抗疫人员，并在 2020 年 2 月 28 日，为确诊感染的一位湖北护士第一时间提供了 10 万元赔付。"呵护向善的力量"正是众惠财产相互保险社这一社会性企业的初心。

　　　　　　　　　　── 众惠财产相互保险社董事长　李静

相互保险，人类最初的保险形态

关于相互保险，很多人会感到陌生，甚至可能会与非保险范畴的公益互助混淆。其实相互保险是一种古老且传统的保险形态，已有数百年的历史，甚至先于我们今天所熟知的股份制保险。那什么是相互保险呢？简单来讲，即面对某种风险，个体很难承担损失，因此一群需要面对这种风险的个体，在平等自愿的基础上，以互帮互助为目的，共同缴纳保费，汇聚成风险保障资金池，相互之间成为关系平等的会员，而当风险发生时，用这笔资金对受损会员进行补救。这种互保行为正是相互保险的主要逻辑，也是人类最初自发形成的保险行为。经过长期的发展和进化后，当今的相互保险已具备极强的稳定性和抗风险能力。

一方面，相互保险已成为当今国际保险市场上的主要保险形式，目前世界上规模最大的 10 家保险公司中有 6 家是相互保险机构；另一方面，相互保险仍具有稳定的增长趋势。在金融危机爆发的 2008 年，全球总体保费收入增长率约为 2%，而相互保险的增长率则达 9%。随后一年，全球总体保费收入出现负增长，增长率为 -3%，而相互保险仍然实现了 2% 的增长率。在随后数年中，世界大部分地区相互保险的保费收入增长率都超过了总体行业，如表 4-4-1 所示。

表 4-4-1　2007—2014 年保费收入增长率（%）

地区	寿险		非寿险	
	相互保险	全行业	相互保险	全行业
西欧	5	-2	4	1
东欧	12	2	5	4

地区	寿险		非寿险	
	相互保险	全行业	相互保险	全行业
北美	4	-1	4	2
南美	8	11	18	11
亚洲发达市场	2	4	4	7
亚洲新兴市场	9	11	17	22
中欧和非洲	12	6	12	10

在市场份额方面，得益于相互保险保费的持续增长，2007 年到 2013 年，全球相互保险市场份额实现了 32.4% 的增长，年均复合增长率达 4.8%。根据国际相互合作保险组织联盟（ICMIF）的统计数据，截至 2017 年年末，全球相互保险收入达 1.3 万亿美元，占全球保险市场总份额的 27.1%，覆盖 9.2 亿人。在各国当中，澳大利亚相互保险的市场份额最高，超过 60%，荷兰、丹麦、法国、日本等国家也高于 40%，美国的相互保险市场份额也达到了 36%。

反观国内相互保险市场，其虽起步较晚，但未来发展空间潜力巨大。根据 ICMIF 公开的数据，2013 年我国相互保险的市场份额仅为 0.3%，远低于澳大利亚、日本、韩国等国家，甚至低于印度的市场份额水平。就市场占有率而言，我国的相互保险仍处于初级发展阶段。得益于 2015 年前后国家有关政策的相继出台，中国相互保险市场前景越发明朗，预计至 2025 年，相互保险市场份额有望达到 10%，市场空间达到 7600 亿元左右。

从三家船东到百万会员，国内的发展之路

回顾国内相互保险的发展历程可知，19 世纪 80 年代是我国相互保险模式实践的开端。1984 年，中国船东互保协会成立，提供互助船舶险等行业常见风险保障，初始会员仅有 3 家，船舶共 50 艘。时至今日，该协会已发展为拥有 188 家会员、保赔险入会总吨逾 6500 万的国际保赔协会，可见行业内对其保障效用的广泛认可。

随后，相互保险的业务模式开始向更多领域延伸。1994 年，中国渔业互保协会创设；1993 年，中国职工保险互助会创办；2005 年，阳光农业相互保险公司获批成立，提供相互制农险服务。这些相互保险组织至今运营良好，为我国相互保险发展奠定了重要的实践基础。

行业的发展离不开法规与政策的完善。2015 年 9 月，中国保险监督管理委员会（简称保监会）①正式颁布了《相互保险组织监管试行办法》，并明确定义：相互保险是指具有同质风险保障需求的单位或个人，通过订立合同成为会员，并缴纳保费形成互助基金，由该基金对合同约定的事故发生所造成的损失承担赔偿责任，或者当被保险人死亡、伤残、疾病或者达到合同约定的年龄、期限等条件时承担给付保险金责任的保险活动。

随着细分行业内相互保险业务的日益成熟，加以政策监管的完善，相互保险产品开始跳出特定行业，走向普通大众。2016 年 6 月，原保监会举行发布会，宣布批准众惠财产相互保险社、信美人寿相

① 2018 年 3 月，根据第十三届全国人民代表大会第一次会议批准的国务院机构改革方案，将中国保险监督管理委员会的职责整合，组建中国银行保险监督管理委员会；将中国保险监督管理委员会审慎监管基本制度的职责划入中国人民银行；不再保留中国保险监督管理委员会。

互保险社和汇友建工财产相互保险社的筹建，国内首批三张相互保险牌照顺利下发，如表 4-4-2 所示。同时原保监会强调，上述三家相互保险机构是普惠金融的一种，是对现有的保险市场主体的有力补充。以上三家机构开展相互保险试点，扩大了保险覆盖面、渗透度和普惠性。

表 4-4-2　首批相互保险机构创办初期的主要业务

组织名称	主要业务范围
众惠财产相互保险社（2017 年 2 月获批）	信用保险、保证保险、短期健康、意外伤害保险，以及上述业务的再保险分出业务
信美人寿相互保险社（2017 年 5 月获批）	人寿保险、年金保险、健康保险、意外伤害保险，以及上述业务的再保险分出业务
汇友建工财产相互保险社（2017 年 6 月获批）	住建及工程领域的责任保险、信用保证保险，以及上述业务的再保险分出业务

2017 年 2 月，拥有国内首批三张牌照之一的众惠相互率先开业。作为国内"第一个吃螃蟹的人"，众惠相互承载着监管部门、业界以及市场的诸多关注。从最初召开由 546 名发起会员参加的创立大会，到率先制定我国首份相互保险社章程，取得首张相互保险组织开业许可、首张相互保险社营业执照，推出中国首个会员共治相互保险计划，落地中国首例管理型相互保险业务等，众惠相互一步步实践，见证了相互保险在中国市场的落地成长。

2018 年，信美相互、众惠相互、汇友建工相互分别实现保险业务收入 5.39 亿元、3.84 亿元、3547.92 万元。其中，众惠相互的业务增速较快，同比实现了 4.7 倍增长，如图 4-4-1 所示。截至 2020 年 2 月 29 日，众惠相互已经拥有 238 万名会员。

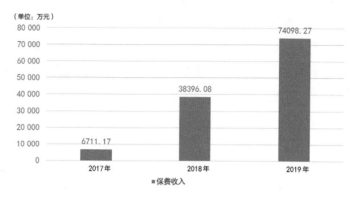

（单位：万元）

图 4-4-1　众惠相互年度累计保费收入数据

"共有共治共享"让业务更具优势

在国内起步较晚的相互保险能够实现快速增长，主要归功于它独特的五大优势。

第一，避免逆向选择和降低道德风险。相互保险作为一种互助性保险，往往专注于某个特定群体，这个群体对自身的风险有清楚的认识和评价，能很好地克服信息不对称的问题，从而更好地防止逆向选择。而且成员之间相互了解且利益相关，有较强的道德氛围，产生道德风险的可能性比较低，从而规避骗保等风险。

第二，产品价格低廉。相互保险社是非营利性的，不必像股份制保险公司一样，为了实现股东利益而额外提升保费，因此拥有更低廉的产品定价。同时，由于信息较对称、道德风险较低，因此核保和核赔的成本费用也得以降低。在美国历史上，相互保险公司曾在业务竞争中大幅度降价，甚至一度达到股份制保险公司无法与之竞争的水平。

第三，获客优势明显。一方面，因非营利性的特点，客户更容易信任相互保险公司，这样就降低了其获客难度；另一方面，专注特定群体的相互保险往往会与特殊的销售渠道（如专业协会等）合作，更加精准；另外，得益于"会员共有、会员共治、会员共享"的模式，客户有更强烈的意愿去推荐公司和产品给周边同伴，从而实现"口口相传"。

第四，客户满意度和忠诚度较高。由于没有股东盈利的压力，相互保险公司更能从客户角度出发，开发对投保人长期利益更有利的险种。而且，由于客户即会员，与公司的关系更为紧密，因此误导销售、理赔难等乱象会得到有效改善，相互保险公司会更注重对客户的服务质量。因此，相互保险公司的客户满意度和忠诚度通常相对较高。

第五，未来的风险管控更加灵活。对股份制保险公司而言，如果出现长寿率增加、投资收益率下降等负面变化，将在很大程度上影响公司的偿付能力，严重时可能会导致公司破产。摆脱了股东与盈利的限制，相互保险公司在保险定价上可以有较大的回旋余地，不仅可以使保险费率高到保持足够的准备金，而且当情况更悲观时，可以采取投保人分摊（如增加保费、减少保额等）的方法解决当下的糟糕情况；而当风险环境较好时，则可清理过多的准备金，返还给投保人。根据美国相互保险协会统计，美国相互保险公司的经营年限中位数为 120 年，这从一个侧面可见，相互保险公司具备较强的抗风险能力和长期管理能力。

相互模式让带病投保不再是难题

目前中国保险行业险种发展不均衡，财险中的车险一头独大，占据行业 70% 以上的市场份额，其他险种发展滞后。受益于上文所述的竞争优势，相互保险公司有机会从行业痛点后发切入。

对于很多人而言，带病投保正是一大痛点，因为传统商业保险在开发过程中以普适性为前提精算设计产品，所以风险更高的群体只能被拒保、加费、责任免除。而相互保险从打造产品之初就站在了特殊人群的需求上。以肾病患者为例，2018年众惠相互与健帆生物联合推出了全国首个慢性肾病带病投保的产品"肾爱保·爱多多肾病互助保险"，通过"健康保险＋健康管理"的模式，对处于慢性肾病初期的会员提供健康管理服务，对进入尿毒症、透析病程的会员支付足以覆盖自费医疗的费用补偿，对需要进行肾脏移植手术的会员通过基金会提供捐助或其他服务，由此填补了肾病患者长期无保险保障的市场空白，减轻了肾病患者的社会压力和家庭负担。

不仅对特定疾病给予保障，在更为常见的长慢病领域，相互保险也陆续发布了大量相关产品。例如，2019年众惠相互推出了"三高""乙肝"等慢病人群可投保的保险产品"惠享e生·众惠百万医疗保险"，同时联合轻松集团、丁香园、中康资讯、美年大健康等企业，共同成立了全球首个慢病管理联盟，以保险为载体，围绕慢病人群"诊前、诊中、诊后"三个环节，开展全链条式的合作，构建慢病的一体化病程干预及管理机制，在解决广大慢病患者不能参保、保费昂贵等问题的同时，更加强调了全人群、全生命周期的卫生健康服务。

相互保险的核心体现在"守望互助"，"相互"的本质是自下而上的，先有同质群体，再有相互保险计划。为此，相互保险公司将目光投向具有同质特征与需求的群体，结合实际需求开发相互保险计划。这种业务模式属于相互保险公司的典型做法。目前世界500强中的相互保险公司大部分是这么做的，如1918年从学校教师群体起步的美国教师退休基金会。我国的相互保险行业也开展了相应的业务。例如，2019年众惠相互携手丁香园联合发起了中国首个医疗行业从业人员专属相互保险计划"丁香仁医·众惠相互保险计划"，为国内的医疗行业从业人员定制完全匹配的专属保障计划，包括重疾、轻症、意外和猝死等风险保障。

中国首批相互保险社开办仅三年有余，是中国相互保险行业的创新开拓者，也是未来潜力市场的见证者。作为行业领域的先行者和探路人，当前的相互保险企业传播"共建、共治、共享"的理念，通过立足特定人群的风险保障和健康管理，快速复制"小而美，专而精"的保障产品，定能在未来充分补充我国的保险市场，为更多的群体众提供保障服务。

── 4.5 ──────────────────────
全民众筹，区块链驱动下的透明公益

> 解决社会问题，不能完全依靠政府或社会组织，技术公司也责无旁贷。从大病求助、阳光链再到轻松保，我们的每一次布局都是为用户着想。

── 轻松筹创始人、董事长 杨胤

曾先后获得"赣州最美家庭""江西最美家庭""全国最美家庭"光荣称号的主人公黄树华，在 2017 年因肺部的严重感染进入医院 ICU 治疗，13 万余元的医药费让这个本就贫寒的家庭不堪重负。向亲朋好友借钱之余，一直在医院陪护的哥哥黄树平尝试通过公益众筹平台在网络上发起求助。信息一经发布就引起了巨大反响，短短几天就通过"轻松筹"平台筹集了 10 万元的目标金额。黄树华也成功地被医护人员从"鬼门关"拉了回来，得以保住年轻的生命。

互联网众筹，公益慈善的新生代

公益众筹在中国起步较晚，在国内众筹行业中占比较少。据不完全统计，截至 2018 年 12 月月底，国内累计上线众筹平台共约 860 家，仍在运营的平台有 147 家，其中公益众筹平台占比仅约 5%。虽然平台数量少，但市场需求依然巨大。人创咨询在《中国众筹行业发展报告 2018》中指出，仅 2018 年上半年，国内共发起 7879 个公益型众筹项目，已成功的项目为 4876 个，成功项目的总融资额约为 1.86 亿元，总参与人次约为 889.78 万。以 2018 年公益众筹市场占有率超过 50% 的轻松筹为例，截至 2019 年 12 月，该平台在全球已拥有超过 6 亿用户，累计筹款超过 360 亿元。

中国互联网众筹平台能够在短时间内实现快速发展，得益于三项基础。

其一是互联网的快速发展。互联网、移动互联网在改变人们生活习惯的同时，也让社会公益的形态和内容出现了大规模的裂变。基于网络"即时性、海量性、全球性、互动性"等特征，公益众筹行为获得了更大的人群基数及更多的使用场景，由此为求助者带来了高效、透明、便捷的筹款渠道。发起人得以直接发声，为某一特定项目筹资，捐助者可以自由筛选愿意捐助的项目，并明确款项的具体用途，从而快速解决大病患者的医疗资金问题。正如互联网高速兴起时的一句广告语"网聚人的力量"，基于网络生发的大病众筹模式，让更多家庭有了应对疾病的勇气和力量。

其二是社交平台的广泛应用。在众筹行为中，企业、社会名人不再是主力，捐款主要来自普普通通的个人。已聚集大量活跃用户的社交平台成为最好的传播平台，"交集而聚"的特征也恰恰满足国人消费习惯中的"熟人背书"。以微信为例，个人的微信好友通常是自己的亲朋、同事，或是有往来合作的伙伴，具有较强的信任关系。因此，在微信上传播众筹项目是熟人间的放射式传播，每一位转发者都是自身朋友圈具备影响力的"意见领袖"。

其三是微信、支付宝等移动支付方式的普及。互联网公益众筹更多依赖的是一两块、一二十块、一两百块的聚集。随着移动端支付方式的普遍应用，小额支付成为现实，如今只需要在手机上轻轻一点，用买瓶饮料、打个车的金额，就足够完成一次善举，大幅降低了大众参与公益的难度与门槛。同时，相比此前绑定信用卡等方式，移动端支付方式的普及也有效规避、减少了套现等非法行为。

信任危机，区块链传递公益的阳光

"信任"是中国公益事业最受关注的问题之一，受捐群体的真实性和资金流向的透明度，将在很大程度上影响平台的公信力。

2020 年 1 月 14 日，某慈善基金会被曝出负面新闻，引发了公益行业的深刻思考。公益人实名举报，贵州贫困女大学生吴花燕被某慈善救助基金会当作敛财工具，该基金会超额筹款且不及时拨款，拖死患者以达到囤积捐款的目的。有关视频曝光后，引发了公众的关注与谴责。善款的去向在网络募捐行为中一直备受关注。在该事件中，为吴花燕发起募捐的信息里，筹款用途一栏写明"所有善款都将及时拨付，指定孩子治疗专用"。但事实是在吴花燕去世之前，合计已获得的 100 万余元捐款中，仅仅被拨款了 2 万元。这不由让人产生诸多疑问：公益基金的拨款流程是什么？剩余款项去向如何？公益募捐如何监管？

然而这并不是个例。从民间组织到政府机构屡受质疑，信息的实时、透明已成为慈善行业最大的难题，但同时也可以成为新兴公益模式的突破点。为做到信息透明、公开，早在 2017 年 7 月，轻松筹就率先推出了自主研发的公益联盟区块链产品——阳光公益联盟链（简称"阳光链"），这是区块链在公益行业的首次落地应用。如今阳光链还接入了红十字基金会、嫣然天使基金等 190 多家公益机构、组织。

选择以区块链作为解决信任危机的关键，原因在于这项技术独特的运作原理。2008 年，中本聪第一次提出了区块链的概念，随后，伴随比特币的大热，区块链作为其底层核心技术之一引起广泛关注。2017 年，中国电子技术标准化研究院发布的《区块链参考架构》，将区块链定义为一种在对等网络环境下，通过透明和可信规则，构建不可伪造、不可篡改和可追溯的块链式数据结构，实现和管理事务处理的模式。简单来说，去中心、全开放、可追溯、不可篡改等核心特征，让区块链技术天生自带信任属性。基于这些特征属性，区块链技术在金融、物流、数字版权、公共服务等领域有着巨大的潜在应用价值和发展空间。目前，联合国世界粮食计划署（WFP）的 Building Block 项目、乌干达粉红关爱计划（Pink Care Token），都已成为国际区块链技术运用较为有效的试行案例。

以轻松筹的"阳光链"为例（见图 4-5-1），其首先解决的是交易性能和安全性问题。区块链平台上的交易数据往往很庞大，可能有几十万用户同时参与交易。为解决大量信息并发请求时不会出现卡顿的问题，"阳光链"自研底层区块链平台，每秒交易笔数可以达到 10 万次。该系统采用分布式算法，相当于将链条分为多个区块，即使单个节点出现问题，也不影响其他区块的正常运转，由此可以保障在高频交易中不会有错误信息被写到链上。同时，还有认证体系等技术保障传输加密的安全性。

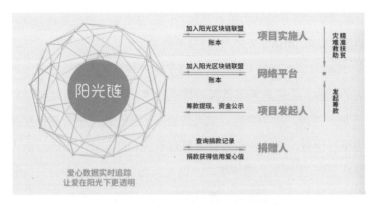

图 4-5-1　轻松筹"阳光链"功能示意

基于上述底层技术，"阳光链"在鼓励公益组织上链、提高节点参与度方面也积极布局。为提升用户参与感，"阳光链"在前端做了可视化的设计。参与者的捐赠款项会以"爱心包裹"的方式呈现，捐赠者可以像查快递物流信息一样，随时查到自己的善款于何时去向何方。同时，为回馈积极参与的捐助者，每个捐赠人都会获得类似积分制的"爱心值"，通过参与爱心捐赠、志愿服务，爱心值会不断提高，捐赠人可以凭此获得平台的健康礼品或服务。

从众筹、互助到保险的全保障体系

公益众筹和大病救助只是在解决整个社会保障体系最后一步的问题，在公益众筹发展的过程中，行业内越发认识到，中国国民健康保障尚存在很大的缺失，用户是在万般不得已的情况下才选择公益众筹和大病救助来解决问题的。

因此，行业中已形成一定规模且已积累大量用户的公益众筹平台，都陆续开始思考开辟新的业务，将用户的保障能力提前。大量中小城市用户甚至农村用户对目前市场推出的医疗保险的经济承受能力有限，因此对这些医疗保险认可度普遍较低，需要通过一种更普惠的方式为用户提供保障。2016年4月，轻松筹上线了网络互助业务"轻松互助"。

"轻松互助"通过互助形式降低了用户参与医疗保障的成本，让更多的低收入家庭进入事前保障的过程中。用户在自身健康时预存10元加入互助，成为会员。如果有会员生病，则其他会员在互助金中均摊医疗费，帮助生病的会员渡过难关，即"一人患病，众人均摊救助金"。大病是小概率事件，因此互助会员数量越多，每位会员每次分摊的互助金就越少，能帮助的人也越多。为了让更多人看得起病，"轻松互助"覆盖了出生28天到65周岁的各个年龄段人群。

动脉网一份针对网络互助的研究报告中指出，截至2019年8月该报告统计的时间，只有约14家网络互助平台在实际运营，"轻松互助"以8000万的用户数量跻身网络互助行业用户量排名的前二位。

保险的最初形态其实就是互助，但互助并不能完全替代商业保险。由社群会员承诺进行定向的救助，是互助和保险最大的区别。据中国保险行业协会发布的《2018年中国商业健康保险发展指数报告》，大部分受访者表示主要通过基本医疗保险与自筹资金应对家庭重大疾病费用支出。报告中还提到，我国商业健康保险覆盖率不足10%。从网络众筹、互助延伸而至的正是万亿健康险市场。

2016年8月，轻松筹又通过收购保险经纪公司获得了销售保险的相关资质，开始对保险需求比较强烈的用户提供商业保险服务。"轻松保"是以众筹和互助为基础推出的互联网保险销售平台。

通过与保险公司合作，"轻松保"运用大数据和AI为用户精选、定制保险产品。数据显示，"轻松保"的销售转化率远远高于传统保险和广场式售卖的互联网保险，单款产品购买转化率最高达到了13%。目前，"轻松保"用户已突破3000万，成为互联网保险销售领域的黑马。

由此，以轻松筹为代表的公益众筹企业，陆续建立起一整套涵盖事前保障和事后救助的完整的健康保障体系：大病救助、轻松互助、轻松保、轻松公益、轻松健康，分别对应重大疾病应急救助、事前健康互助、定制化商业保险保障、公益组织对接、健康管理等服务，不断向全民健康保障平台发展并完善，如图 4-5-2 所示。

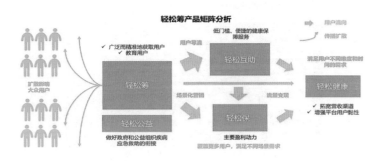

图 4-5-2　轻松筹的产品矩阵

科技抗疫，刷新公益速度

2020 年 1 月，新冠肺炎疫情在武汉爆发，全国人民紧急驰援湖北。据中国慈善联合会统计，截至 2020 年 2 月 27 日，全国用于此次疫情防控工作的慈善捐赠共计约 257 亿元。其中，互联网公益平台充分发挥了平台优势，包括腾讯公益、阿里巴巴/支付宝公益、水滴公益、轻松公益、苏宁公益等在内的互联网移动平台共吸引 3000 多万人次参与捐赠，筹集资金约 16 亿元。

2020 年 1 月 23 日，"轻松公益"作为最早响应的互联网募捐信息平台，联合多个公益组织上线支援武汉、驰援湖北的募捐项目，携手 6 亿爱心用户筹集几千万元善款，支援防疫一线。3 天后，第一批爱心医疗物资抵达防疫一线，如图 4-5-3 所示。与此同时，轻松集团第一时间启动疫情应急预案，从公益、保险、健康等各个维度科技抗疫。

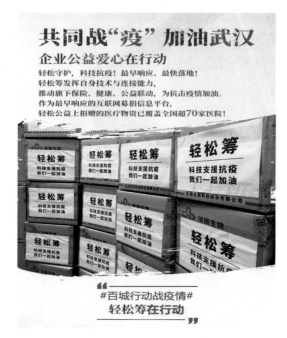

图 4-5-3　爱心医疗物资抵达防疫一线

"轻松保"通过与多家合作的保险公司沟通，在"轻松保"投保的用户在保险责任范围内出险，都可以获得全方位的便捷保险理赔服务。"轻松健康"紧急开通了免费健康咨询服务，充分利用互联网平台的优势，联合 30 万名医生，由专家医生一对一实时服务，免费提供 7×24 小时问诊服务，科普有关新冠肺炎的知识，快速解答民众关于疫情及健康方面的问题，高效地引导民众就医、咨询。

2020 年 2 月 2 日，轻松集团联合众惠财产相互保险社，向全国二级及以上公立医院和卫健委指定的救治医疗机构的医护人员和其直系亲属赠送了 10 万份新冠肺炎公益保险。轻松集团还联合清博大数据推出了四大功能：防护用品查真伪、疫情谣言粉碎机、确诊患者同程查询、新冠肺炎防护知识问答；联合百度地图上线了"最强抗'疫'指南"，可实现疫情数据实时查询；联合壹心理上线了"专家心理疏导"服务。轻松集团联合多家企业上线了多种类型的针对疫情时期的定向服务，发挥企业各自的优势，支援疫区。随后，轻松筹推出了面向全国人民的新冠肺炎赠险，最高保额超过 25 万元，这也是目前市面上保额最高的新冠肺炎赠险。

疫情肆虐，而正是互联网公益平台的技术赋能充分调动了社会民众的力量，才保证了援助善款的及时到位。我们期待开启全民践行社会责任，人人公益的新时代。

── 4.6 ──────────────
提升科研效能、平衡科技资源的创新共享平台

> 创办科研仪器共享和实验交易平台的想法，纯粹源自在清华读博时的自身经历。为了搞到满足试验条件的仪器，我用了两天时间，而试验其实只需要两个小时。随后我调研发现，超过一半的受访者都存在寻找仪器的困扰。其实 47% 的人所在的实验室就有他人所需的闲置仪器，问题仅仅是科技资源信息不对称。
>
> —— 易科学创始人　孙磊

千万元的仪器，年开机不到 200 个小时

科研设备是支撑科技进步和创新的重要物质基础，也是引领前沿科技创新、吸引高端人才的重要手段，其规模、质量和利用效率

直接关系到国家科技创新的实力和竞争力。合理配置资源，最大限度地挖掘设备的使用效益，对于更好地为教学、科研服务，降低设备重复购置的成本，节约国家资金具有重要的意义。

从 20 世纪末开始，为满足科研工作的需求，我国在大型科研仪器领域的投入开始逐年增加。国家科技部开展的 2016 年科技基础条件资源调查结果显示，截至当时（2016 年），我国重大科研基础设施有 39 项，核心仪器设备有 831 套，原值达 38.17 亿元，50 万元以上的大型科学仪器设备约有 7.3 万套，原值达 1041.6 亿元，国家级科研基地有 1051 个，如图 4-6-1 所示。

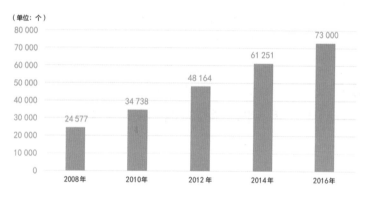

图 4-6-1　我国 50 万元及以上的大型科研仪器的数量

但随着仪器设备的逐年增多，仪器利用率低下等问题也随之而来。2019 年年底，国家科技部网站公开发布了《科技部办公厅 财政部办公厅关于发布中央级高校和科研院所等单位重大科研基础设施和大型科研仪器开放共享评价考核结果的通知》，通报了对 25 个部门 344 家单位 4.2 万台原值在 50 万元以上的科研仪器开放共享情况的考核结果。参评的科研仪器年均有效工作机时为 1440 个小时，平均对外服务机时为 240 个小时。其中，运行使用效率达到良及以上级别的单位有 141 家，占比约 41%。同时，该通知也指出了存在闲置浪费严重的情况，11 家单位被通报批评、责令整改，甚至被给予仪器无偿划拨的处罚。

　　科技部基础司条件平台处曾通过公开媒体指出了当前各单位仪器使用情况存在的主要问题。首先，仪器分散化、个人化的情况仍然较多，有不少科研仪器还分散在课题组或个人手中；其次，闲置浪费的现象较多，不少近三年内新购置的通用仪器，全年使用机时少于 200 个小时，甚至有近千万元的仪器在样品室里落满灰尘或尚未开封；最后，存在"重物轻人"的问题，大多数机构的实验技术人员数量不足，队伍薄弱，甚至存在一位实验技术人员同时负责 60 台科研仪器，只能做到开关机管理的情况。

开放共享，需要政策与市场双重引导

　　实验室共享的发展势头源于多方面的驱动，包含国家政策层面、科研机构与体制改革、国家产业升级与转型的需求以及共享经济的全面发展。

　　实验室共享最早的尝试在 2004 年，国家启动了"科技基础体系平台"建设项目，逐步形成了以全国大型科学仪器设备协作共用网为代表的通用仪器设备开放共享体系、以国家大型科学仪器中心为代表的中高端仪器设备开放共享体系、以国家重大基础设施为代表的尖端仪器设备开放共享体系以及以国家重点实验室、各高等学校和科研院所为代表的合作研究体系等四种框架模式。不过遗憾的是，相关研究显示，尽管有以上做法的推动，大型科研仪器的共享情况仍不乐观。在以上体系内，只有 43% 的大型科研仪器提供对外服务，其中 27.9% 的大型科研仪器对外服务机时仅为标准机时的 1/10。

随后我国在政策层面加强了完善与引导。2014 年年末，国务院发布了《国务院关于国家重大科研基础设施和大型科研仪器向社会开放的意见》，要求构建覆盖各类科研设施与仪器、统一规范、功能强大的专业化、网络化管理服务体系。随后各省、市、自治区都出台了推动当地科研仪器共享的政策及措施，规范了必须向社会开放的实验设施，并建立了相关的激励与约束机制。

2017 年 7 月，北京市率先发布了《北京市人民政府办公厅关于加强首都科技条件平台建设进一步促进重大科研基础设施和大型科研仪器向社会开放的实施意见》。该意见对仪器共享做了进一步的助推，解决了当地仪器共享中关于人员激励的问题，解除了限制共享的体制束缚。同时，北京、上海、洛阳、深圳、厦门等许多市政府都推出了"科技创新券"（见图 4-6-2），对小微企业的研发提供一定比例的补贴。政策具有普惠性，而且呈现逐年扩增的趋势。共享实验室中的检测检验、研发服务是科技创新券支持的重要内容。2018 年 4 月，首都科技条件平台对科技券进行了修改，将对每家企业补贴的额度从 20 万元提高到了 48 万元，加大鼓励中小企业购买研发服务。

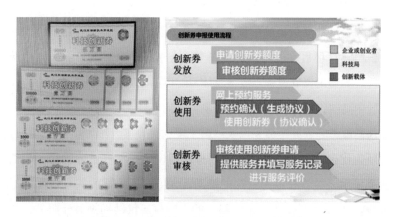

图 4-6-2 武汉某科技创新券示例与使用流程

在市场方面，受到共享经济快速崛起的影响，人们逐渐习惯了共享模式下的消费观念。从单车到充电宝，各行各业都开始了对共享模式的探索。共享经济已经被列入国家"十三五"规划，不仅受到国家的重视，而且在市场中经过了检验，已经在消费市场获得了巨大的成功。市场上涌现了供应链共享、"互联网+"、云平台、公共技术服务平台、IP服务平台等一批共享经济在产业中的示范形态，并且取得了一定的成果。

《中国共享经济发展年度报告（2018）》显示，我国共享经济市场交易额约为4.9万亿元，参与共享经济活动的人数超过7亿。国家信息中心分享信息化和产业发展部预测，未来5年，我国共享经济有望保持年均30%以上的高速增长率。共享经济在产业中的实践应用催生了共享实验室的发展，目前国内已经有数十家专注于不同产业方向的共享实验室平台。它们不仅在商业上取得了初步的效果，而且对于资源的盘活与最大化利用起到了比较有效的推动作用。

高精尖资源与个性需求的匹配对接

作为个人发起共享实验平台的早期实践者，2014年成立的易科学平台，其业务模式在2012年清华大学"清华－伯克利全球技术创业课程"期间被正式提出。科研设备互联网共享平台的使命，就是整合各高校、科研院所和研发企业高端实验室的仪器和技术专家等，实现科技资源面向全社会开放共享，帮助科研人员及研发企业快速、高效地解决找仪器、做实验、联合研发等一系列问题，并且降低企业的研发成本。这一创意自从在"清华－伯克利全球技术创业课程"课堂上被提出之后，当年即入选了清华X-Lab全校创新创业项目

Top 10，并获得了"昆山杯"第十五届清华大学创业大赛金奖，随后发展成北京市科委科技众包试点项目，并在 2018 年获得了"中关村国家自主创新示范区检测认证服务平台"资质。

就目前而言，我国由民间发起的仪器共享与试验交易平台，绝大多数的业务范围"小而精"，往往是围绕创办者的资源聚焦某一领域。例如，易科学平台深耕材料科学和生物医药领域，为科研和研发群体提供仪器设备共享、检验检测和研发外包服务。截至 2020 年年初，易科学平台已经聚集了上万家服务方、20 万余台 / 套大型仪器设备，并与全国 10 余个省市的科技部门、高新区等建立了业务合作，以更好地为企业研发活动提供专业化服务。图 4-6-3 所示为易科学网站共享仪器库检索页面。

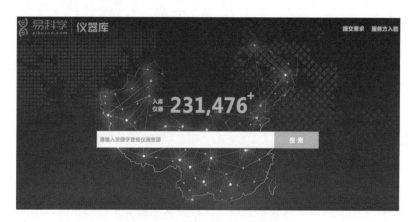

图 4-6-3　易科学共享仪器库检索页面

通常共享平台可以合作整合的实验室资源来自以下四类。第一类是高校实验室，由高校运营或者代理运营，主要服务于高校课题研究及校企合作的横向课题。第二类是科研院所的实验室，主要服务于特定领域，如中科院系统的实验室等。第三类是企业实验室，主要针对企业技术与产品研究独立或者部分独立的研究场所，一般由大中型企业自建。上述实验室都属于高校、研究院、企业自建的实验室，建设与运行一段时间后，通过政府部门评估，可以获批为省市实验室或者国家实验室。第四类是公共技术服务实验室，一般由政府投资固定资产，依托企业或研发机构建设，以满足当地产业需求，帮助当地企业降低研发固定资产投入，促进招商引资并提升区域科研水平。

平台通过与上述实验室合作，建立"资源与收益共享"机制，将实体实验室积累的仪器资源、人才资源、技术资源汇总到互联网平台上，通过合理分工、资源互补、优势互补，采用线上或线下方式，最大化地利用资源，使得合作的各方效益最大化。共享实验室由此解决了两个核心问题：一是科研机构中科研资源与技术能力的市场化需要，二是企业在转型升级和产品研发中，以及科研者在学术研究中研发资源匮乏的问题。

仪器设备的共享，也是智力资源的共享

"我们实验室大部分的实验是在学校的分析测试中心做。自己动手上机的话，会感觉非常恐惧；拜托学长和朋友做，又会发现每次实验的结果都不理想。后来我试了某共享平台。拿到实验数据时，我震惊了：实验老师不仅帮我分析了数据，对实验结果做了一番文字解读，还给我提供了该领域的好多研究进展。"这是武汉某大学化学与分子科学学院博士生使用实验服务后的真实感受。

对于个人与中小微企业而言，他们需要的常常不仅是一个实验结果，更需要了解科研数据所代表的意义。这就意味着社会对科研仪器设施的开放需求更高：不仅需要科研仪器设施硬件开放共享，还需要科研仪器实验服务、科研报告以及基础科研文献等开放共享。企业借专业仪器设备做检测，指标出来了，企业有可能看不懂，这时就需要共享平台做好后续服务。

由此可见，科学仪器及实验室领域的"共享"不再是简单地分享，平台需要将资源进行整合处理。这种整合处理包括科研资源有机集成、分类、筛选、组合，成果的预处理，产品化前期的处理，人才的团队和组合，技术与市场、资本方面的优化配置，最终形成领域内的竞争优势。因此，共享实验室平台的价值需要同时体现在供应端、服务端及平台端。目前，平台的主要产品涉及科研仪器预约、检验检测服务、研发咨询与设计、研发解决方案等服务，从多种形式解决用户的研发需求，实现平台核心价值。

"货比三家"是网购的便捷之处，也是我们的普遍习惯，对于追求实验效率与结果的科研人员，更有筛选比对的强烈需求。那么，该如何挑选种类繁杂的实验室和检测机构呢？以易科学平台为例，其参考大众点评、美团外卖等平台的模式，首先对入驻平台的每家实验室和机构都进行现场实地审核，对上传至平台的每台仪器和服务项目都进行能力验证，同提供服务的每个技术老师进行当面确认。同时，用户每次在平台预约仪器或实验服务后，都需要对服务进行评价。平台由此逐渐积累了数万条用户评价数据。如果某实验室评分多次低于标准值，该实验室将会被直接下架，且会被加入黑名单。推荐实验仪器页面展示如图 4-6-4 所示。

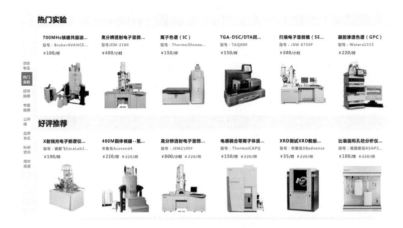

图 4-6-4　推荐实验仪器页面展示

从搭建平台到完善自营

各类仪器共享与科研服务平台在服务领域相对聚焦的大环境下，再像易科学这般明确不做"竞价排名""软硬广告"业务，那么该平台的盈利模式将变得非常单一。如何基于平台属性，在提供服务的同时加强自身盈利能力，成为这类民营共享平台下一步发展的主要方向。

目前起步较早且已形成一定资源与用户规模的平台大部分已开始构建自营业务。第一步，这类平台往往通过与第三方合作，由平台出面承接一些简单的实验服务。第二步则是构建真正由自身运营的科研实验室，并提供产品与服务。

值得一提的是，当前大型仪器使用效率低的问题，除有管理运营方面的原因外，前期的设计规划阶段往往就出现了问题。以院校为例，由于经费来源的多样性，主管部门相互之间缺乏沟通，没有在前期对整体进行有效控制。例如，"985"和"211"高校经费的论证由学科管理部门主管，国家和省部级重点实验室的设备购置计划则由实验室直接向上级主管部门申报；依托科研项目需要购置或自制的仪器设备预算由项目负责人编制，在项目审批阶段，主管部门一般以审核项目的技术指标为主，只要能够支撑完成科研项目，预算比较合理，仪器购置计划均会被批准，这就造成了仪器设备重复购置。很多仪器设备的购置目的，尤其是专业型仪器设备的购置，主要是为了满足各小团队的科研需要，甚至只是为某个科研项目而购置，这种情况很容易造成仪器设备功能单一，难以共享的状况。但如果能在实验室设计阶段就加入共享平台，参与规划，就能在很大程度上为后期的高效实用做好准备。

例如，根据发改委、农业农村部、教育部的要求，一些大型科研院校需要在三亚南繁科技城建立研究院并招收相关人才开展科研工作。为提升科研经费投入的使用效率，政府产生了建立共享试验平台的需求。在此背景下，易科学从设计规划阶段入手，结合自身市场经验，从区域科研资源共享的角度为实验室提供规划方案，并计划在交付后，通过轻资产运营服务输出，承接该实验室的运营业务，并以此实现自身自营业务的转型。三亚南繁科技城科研服务共享设计规划如图4-6-5所示。

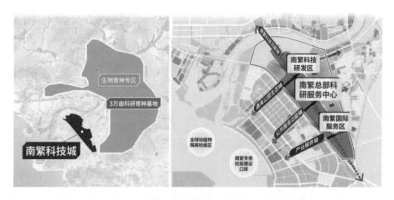

图4-6-5　三亚南繁科技城科研服务共享设计规划

总体而言，共享仪器与实验交易平台是连接科研机构与产业的桥梁，不仅能极大效率地盘活闲置科研资源，而且能作为一种公共技术服务平台，从多个层面满足企业对于研发资源与技术的需求。经过近 10 年的政策引导与市场摸索，开放共享的良好氛围已逐步形成，利用水平持续提升，支持科技创新的作用也日益显现。

— 4.7

合作共赢，海峡两岸医疗健康产业共谋新发展

> 医疗与科技，是台湾地区长久以来的优势产业。我们十分看好大陆的市场，并通过整合国际前沿技术，依托台湾地区优势产业资源，积极在大陆投资布局，力求推动两岸产业的合作发展。
>
> —— 威赫玛企业集团董事长 萧文昌

"要积极推进两岸经济合作制度化，打造两岸共同市场，为发展增动力，为合作添活力，壮大中华民族经济。两岸要应通尽通，提升经贸合作畅通、基础设施联通、能源资源互通、行业标准共通……要推动两岸文化教育、医疗卫生合作，社会保障和公共资源共享。"这是 2019 年年初，纪念《告台湾同胞书》发表 40 周年之际，中共中央提出的深化两岸融合发展的核心思路。

根据中华人民共和国商务部台港澳司的数据，2018 年度，大陆与台湾地区贸易额为 2262.4 亿美元，同比上升了 13.2%。其中，大陆对台出口 486.47 亿美元，自台进口 1775.98 亿美元，对台贸易逆

差达 1289.51 亿美元，如图 4-7-1 所示。

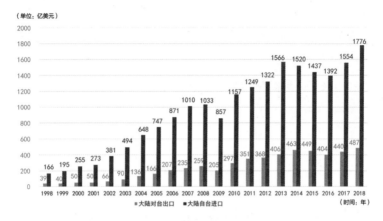

图 4-7-1　两岸贸易情况

当今，台湾地区已成为大陆的第五大贸易伙伴和第三大进口来源地。大陆更是台湾地区最大的贸易伙伴和贸易顺差来源地。截至 2018 年年底，大陆累计批准台资项目超过 10.7 万个，并已有 400 余家大陆非金融企业赴台设立了公司或代表机构，其领域涵盖了多个行业。图 4-7-2 所示为台湾地区企业历年获批投资大陆项目数及实际台资。

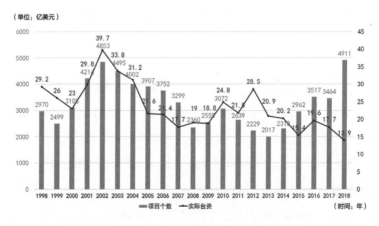

图 4-7-2　台湾地区企业投资大陆项目个数与实际台资

受益于上述活跃的经贸往来，以及近年来两岸大交流、大合作、大发展的背景，医疗健康作为影响两地民生的重点产业之一，已逐渐在海峡两岸构建起一座坚实、顺畅的产业桥梁。

投资办医，两岸产业合作的首波浪潮

在我国医改和开放医疗服务市场的进程中，台湾地区起着十分重要的作用。一方面，台湾地区的办医经验可以作为大陆医改的参考与借鉴；另一方面，来自台湾地区的投资者、运营方，甚至医务人员，也为大陆多元办医格局提供了重要的组成力量。

台湾地区拥有 2300 多万人口，岛内人口平均寿命超过 80 岁，该数据基本相当于世界卫生组织 2018 年《世界各国人均寿命排行》中第 20 位左右的寿命水平，这可以从侧面反映出台湾地区领先的医疗水准。

截至 2018 年，台湾地区总计有 515 家医院，其中包括 435 家非公立医院以及 80 家公立医院。在医院规模上，大型医院中的私立医院占比也超过一半。虽然目前大陆也鼓励民营医院发展，并且民营医院的占比已超过 60%，但大陆的民营医疗机构多数规模较小，公立医疗依旧占据着绝对的资源和优势。反观台湾地区，民营医疗的服务量已占到总服务量的 70% 以上。因此，优质的医疗服务水准，丰富的民办运营经验，赋予了台商赴大陆开设民营医疗机构的先天优势，而逐渐开放的产业政策与越发稳定的商贸环境，成为两岸产业往来的重要契机。

20 世纪 80 年代末期，以北京的中日友好医院为代表，外资开始陆续进入大陆医疗行业。时至 90 年代末，我国境内已有近 200 家合资或合作的医院与诊所，并主要来自美国、日本及中国的港澳台地区。受到当时产业政策的限制，上述合资或合作机构多以眼科、口腔科、皮肤科、骨科、妇产科、血液透析与影像诊断等专科门诊类小型医疗机构为主，大型综合性医院较少。

在中国加入 WTO 的大背景下，医疗行业的开放进程得到了加速推进。2000 年，原国家卫生部（现国家卫生健康委员会）出台了《中外合资、合作医疗机构管理暂行办法》，明确了合作条件及细则，并指出台湾地区的投资者在大陆投资举办合资、合作医疗机构的，可参照本办法执行，如合资医院投资总额最低为 2000 万元人民币，中方持股不得低于 30%，合资期限不超过 20 年等。此举使得两岸医疗健康产业间的投资合作变得更加规范，且有法可依。

有了明确的政策的护航后，促使台商决然行动的是迫切的市场需求。在 2000 年前后，大陆台商已超过 150 万人。台湾地区《商业周刊》曾调查，当时 55% 的台商及家属最担心在大陆的异地医疗问题，70% 的受访者认为，需要在大陆开设针对台商的医疗服务机构，提供回台快速就诊、转诊及相关咨询的业务。于是台商开始认准大陆潜在的医疗市场，纷纷在大陆参与医疗机构的投资或合作，并逐渐形成了第一股医疗事业投资的热潮。

伴随台资医疗机构在大陆的陆续开设，两岸医疗健康人才的交流互通变得更加重要。台湾地区的注册医师超过了 34 000 名，而台湾地区的医学院更是聚集了台湾地区的高端人才，其所有医科学生均来自台湾地区高考的前 3000 名，可见在台湾地区医疗工作者有着较高的社会地位。台湾地区的专科医师培养借鉴了美国模式，一个医学系的学生要成为主治医师至少要经历十余年的时间，严格而漫长的医学教育造就了台湾地区高水准的医师队伍。我国在 2009 年发布《台湾地区医师在大陆短期行医管理规定》，规定在台湾地区拥有对应执业许可的医务人员，如果得到大陆医疗机构聘用，则可通过执业注册在对应机构开展医疗服务，其注册范围限定在临床、中医、口腔三个类别，有效期应与机构聘用的时间相同，最长可达 3 年。

大陆对台医疗政策的开放速度日益加快。2010 年，国家商务部、原国家卫生部联合印发了《台湾服务提供者在大陆设立独资医院管理暂行办法》，提出以上海市、江苏省、福建省、广东省和海南省为试点，开放台湾地区服务提供者在大陆设立独资医院的申请权限。经过一年多的审批，第一家核准设立的台湾地区独资医院 —— 投资1.5 亿元人民币的上海禾新医院，于 2012 年正式开业。截至 2012 年，港澳台办公室对外宣布，已有北京宝岛妇产医院、南京明基医院等22 家台资及两岸合资医院在大陆开设，部分已开业医院如图 4-7-3所示。成立于 2008 年 5 月的大陆首家台资合作医院 —— 厦门长庚医院，已于 2019 年 9 月正式挂牌成为三级甲等综合医院。

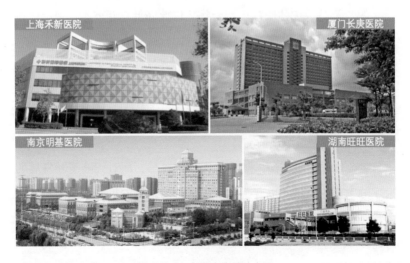

图 4-7-3　部分台资医院实景

时至今日，就已经进入大陆医疗市场的台湾地区服务提供方来看，综合性医院占有相当大的比例，如湖南旺旺医院、厦门长庚医院、上海禾新医院、南京明基医院等。而这些积极布局大陆医疗健康产业的台企，其构成也各具特色。其中一部分是以台湾地区长庚医院为代表的企业，这类机构在进入大陆开设医疗机构之前已经在台湾地区积累了丰富的办医经验；另一部分是以台湾地区明基友达为代表的集团公司，这类台企在大陆举办医疗机构之前，在台湾地区并没有相关经验。

针对大陆医疗市场的特征，除了在大陆独立举办医疗机构之外，台湾地区的医疗机构也采取了不同方式进入大陆医疗市场，通过更加多元的方式与大陆的各类机构开展合作。第一类是越来越多地寻求与大陆医学院校的合作。例如，南京明基医院于 2009 年成为南京医科大学附属医院，这是首家台资医院与大陆高等医学院校共建的附属医院；2008 年成立的东莞台心医院，也是广东医学院的附属医院；第二类是与大陆医疗机构合作，以此降低自建成本与风险。例如，台湾地区彰化基督教医院与燕达国际医院合作，引入医院的管理经验和 JCI 评鉴经验；台湾地区敏盛医院与东莞光华医院合作，创办台商医疗服务中心。第三类则是与大陆地方政府合作。如苏州明基医院即台湾地区明基友达集团与苏州高新区政府共同出资建设，以此获得更多区域政策的支持。

除合作医疗机构向大陆输出医疗服务外，面对大陆蓬勃发展的医疗健康产业市场，也有一大批来自台湾地区的机构和个人尝试将运营、管理、培训等方面的经验向大陆输送。例如，国药控股与台湾地区佳医健康事业股份有限公司共同出资 10 亿元，在上海成立了从事医疗服务及医院管理的国药佳医医疗管理咨询有限公司。台湾地区长庚纪念医院顾问周大为创办的怡德医疗投资管理集团，曾担任台湾地区桃园德济医院行政副院长的赵钧所创办的康程医院管理咨询有限公司，台湾地区彰化基督教医院与远东宏信组建的上海宏信医院管理有限公司等，都属于这一类。

生物科技，两岸产业合作的新机遇

　　台湾地区生物技术与医疗产业主要涵盖医疗器材、生物医药，以及应用生物科技三大行业。台湾地区在 2016 年推出的"5+2"产业创新计划中，将"生物技术与医疗"产业列为一大重点项目，当地行政部门在 2016 年 11 月通过的《生医产业创新推动方案》中，确定了"完善生态体系、整合创新聚落、联结国际市场资源、推动特色重点产业"四大行动方案。2018 年又在其中加入了"数字与再生医疗"等新兴领域，结合《DIGI+ 方案》与《AI 行动方案》，希望以此引领台湾地区生物科技医疗迈入数字、精准、大数据医疗等领域。

　　根据台湾地区当地行政部门统计，台湾地区生物科技医疗产业 2018 年总营业额约为 5141 亿元新台币（约合 1151 亿元人民币，以当时的汇率计，下同）。据台湾地区经济部门预估，到 2025 年，台湾地区生物科技医疗产业的产值可突破 1 万亿元。至 2019 年 9 月，台湾地区生物科技医疗产业上市公司总市值约为 8907 亿元新台币（约合 2046.8 亿元人民币），在台湾地区证券交易所上市的生物科技公司已达 120 家，上述公司 2018 年合并总营业额为 2524 亿元新台币（约合 563.9 亿元人民币），其中有 18 家公司市值超过了 100 亿元新台币（约合 22.3 亿元人民币）。这些公司分布于制药、保健和医疗器材等行业。

　　医疗器材领域是台湾地区生物科技医疗产业中产值规模最大的

行业。根据台湾地区工研院产业科技国际策略发展所估算，2018 年台湾地区医疗器材产值达到了 1090 亿元新台币（约合 257 亿元人民币），隐形眼镜与高阶导管成为其产值增长的重要推力。与此同时，台湾地区始终作为大陆医疗器材进口的主要供应地。以 2012 年的数据为例，中国大陆共从 98 个国家及地区进口医疗器械产品，其中前五大贸易伙伴为美国、德国、日本、韩国和爱尔兰，从中国台湾地区进口的金额排名在第 16 位，主要进口产品为人工关节、隐形眼镜、导管叉管等。但在 2016 年后，由于"中国制造 2025"行动纲领在大陆区域的深度实施，"国产产品"已被纳入公立医院优先采购清单，2019 年，国家开始更加严格地限制进口，因此，不少台湾地区医疗器械厂商受到了明显的冲击。例如，台湾地区手术室设备龙头企业明基三丰，2016 年上半年税后纯利润与 2015 年相比跌幅为425.4%。因此，部分台湾地区医疗器械厂商开始选择将部分制造端移往大陆区域，明基三丰已选择与大陆企业东星华美在常州设置工厂。

在生物医药领域，台湾地区生物医药产业由于较早与世界接轨，具有一定的技术、人才、生产管理优势。美国权威机构发布的《2017生物医药竞争力与投资调查报告》显示，在 21 个生物技术新兴国家和地区中，台湾地区排名第三，仅次于新加坡和以色列。截至 2018 年 6 月，台湾地区上市生物医药企业达 117 家，总市值约为 1780 亿元人民币。根据财团法人生物技术开发中心估算，2018 年台湾地区整体制药产业产值达 724.5 亿元新台币（约合 171 亿元人民币）。中国大陆目前已成为全球第二大药品市场，并且是台湾地区生物医药企业最重要的外销市场。

在最被关注的精准医疗领域，台湾地区是较早将基因检测运用于临床服务的地区，供医师及受检者自由选择应用。目前台湾地区基因检测服务厂商多集中于健康检查及疾病基因筛检，尤以癌症检测与筛查为主，另一部分主流检测产品则专注于怀孕前检测应用及非侵入性产前染色体检测。其中，FISH（荧光标记原位杂交）作为一种已在临床广泛开展的基因检测技术，在台湾地区拥有较为成熟的技术与应用。在细胞、组织仍存在的背景之下，FISH 可以明确、可靠地标记出显微镜下肉眼可见的检测 DNA 大片段的数量、位置变化，在基因扩增、基因融合的检测中发挥了独特的优势。例如，FISH 试剂代表企业威赫玛企业集团在美国设置了实验室进行相关产品研发，而其产品主要销往欧洲各国、澳大利亚以及中国大陆市场。

在两岸政策方面，以湖北省、福建省为代表，两省均出台了有关扶持政策，为台湾地区生物科技医疗企业提供了良好的政策环境。2018 年，武汉市台办根据中央惠台 31 条，联合市发改委研究出台了首部 45 条涉台系统性文件，在深化汉台经济合作、支持台企转型升级等 5 个方面提出了便利台胞、台企的具体政策措施，为促进武汉与台湾地区生物技术产业合作提供了更好的政策支持。

2019 年年末，国台办正式批复同意福建省在莆田市设立"海峡两岸生技和医疗健康产业合作区"，该合作区成为全国首个国家级生技和医疗健康类对台经贸合作载体平台。该合作区总规划面积约 168 平方千米，核心区达 13 平方千米，包括一心（妈祖健康城）、两岛（忠门半岛、湄洲岛）、三组团（高端医疗组团、现代康养医旅组团、生物制药与智能医械制造组团）。该合作区将通过承接台湾地区健康产业转移，吸引高端医疗技术、医疗专业人才、知名医疗机构、健康管理机构等落地，集高端专科医院集群、医学研发转化中心、民营医院管理总部、药械制造基地、医疗大数据中心、医疗人才培训基地于一体。

参考文献

［1］ 国家卫生健康委员会. 2017 年我国卫生健康事业发展统计公报 ［R］. 2018，6.

［2］ 中国医学影像 AI 产学研用创新联盟. 中国医学影像 AI 白皮书 ［R］. 2019，1.

［3］ 爱分析. 中国医学影像行业报告［R］. 2019，6.

［4］ 智研咨询. 2019-2025 年中国民营医院市场全景调查及发展前景预测报告［R］. 2018，10.

［5］ 光明日报. 宁夏：跨越时空开辟抗疫"云战场"［N］. 2020，3.

［6］ 人民日报(海外版). 5G 技术为智慧医疗添翼［N］. 2019，10.

［7］ 中国信息通信研究院，互联网医疗健康产业联盟. 5G 时代智慧医疗健康白皮书［R］. 2019，7.

［8］ 动脉网蛋壳研究院. 2018 中国新型诊所经营报告［R］. 2018，6.

［9］ 中国医院协会信息管理专业委员会. 中国医院信息化状况调查［R］. 2019，9.

［10］ 招商证券. 信息化大深度报告［R］. 2019，3.

［11］ 中商产业研究院. 中国医疗信息化行业市场前景研究报告［R］. 2018，11.

［12］东吴证券．看清肝病行业真正的"巨头"［N］. 2016，6.

［13］鲸准研究院. 2018 基因检测行业研究报告［R］. 2018，6.

［14］郭博信．中医治大病实录［M］．太原：山西科学技术出版社，2019.

［15］Peng Liu，Hua Yang，Fang Long，et al. Bioactive Equivalence of Combinatorial Components Identified in Screening of an Herbal Medicine［J］. Pharmaceutical Research，2014，31(7):1788-1800.

［16］安永观察．两票制下医疗器械流通渠道的未来发展以及投资机会［EB/OL］.［2017-05-02］. https://www. sohu. com/a/137853112_676545

［17］医械研究院．中国医疗器械蓝皮书（2019）［R］. 2019，2.

［18］华夏基石．中国医疗器械上市公司发展白皮书系列体外诊断篇［R］. 2019，10.

［19］研报论．IVD 里最靓的仔: POCT 不仅是好赛道，它更是一 种 时 代 趋 势［EB/OL］.［2020-04-08］. https://xueqiu.com/2416849340/ 146347575?page=2

［20］广发恒生．研发创新为立足之本，"产品线 + 品牌渠道"为成长之路［R］. 2019，4.

［21］民生证券: POCT 行业方兴未艾，国内市场逐渐打开空间［R］2017，1.

［22］动脉网蛋壳研究院. 2019 年全球医疗健康领域投融资报告［R］. 2020，2.

［23］中国信息通信研究院．数字健康技术疫情防控应用案例集［R］. 2020，2.

[24] 王一恺. 锤子与舞蹈：疫情之下，医疗产业的下一波投资机会[EB/OL]. [2020-05-21]. https://mp. weixin. qq. com/s/QpJ85ZSvMK5XqOu0ZBNZzQ

[25] 罗兰贝格&百度. 人工智能助力医疗体系科学发展报告[R]. 2019, 8.

[26] 易观. 中国医疗AI市场发展专题分析2019（上篇）[R]. 2019, 4.

[27] 清科研究中心. 中国6000亿医疗器械市场怎么投[R]. 2020, 4.

[28] 前瞻产业研究院. 2019年全球医疗器械行业投融资现状及发展趋势分析[R]. 2019, 12.

[29] IQVIA人类数据科学研究所. 不断变化的研发前景：创新、变革的动力和临床试验产出率的演变[R]. 2019, 4.

[30] 卢迪. 浅谈私募股权投资机构对生物医药企业的影响[J]. 市场周刊（理论版）, 2018（26）: 51-52.

[31] 中商产业研究院. 2020年中国中医药行业市场前景及投资机会研究报告[R]. 2020, 2.

[32] 中国政府网. 国务院办公厅关于转发工业和信息化部等部门中药材保护和发展规划（2015—2020年）的通知[EB/OL]. [2015-04-14]. http://www. gov. cn/zhengce/content/2015-04/27/content_9662. htm

[33] 基业常青经济研究院. 现代中成药行业专业报告[R]. 2018, 9.

[34] 商务部市场秩序司. 中药材流通市场报告2017[R]. 2018, 6.

[35] 贾海彬. 2018年中药材市场盘点及2019年市场趋势展望[J]. 中国现代中药, 2019（5）: 565-571.

［36］前瞻产业研究院.2019年中国新药研发行业发展现状和市场前景分析［R］.2019，9.

［37］国金证券.CRO产业融合兴起，朝阳行业迎来新机遇［R］.2016，2.

［38］国元证券.2020年生物医药年度策略［R］.2019，12.

［39］动脉网蛋壳研究院.百亿级市场，超20%年均复合增速，医疗器械研发外包核心服务将从临床试验转向研发生产［R］.2020，6.

［40］国信证券."万用细胞"引领再生医学革命［R］.2014，7.

［41］浙商证券.干细胞治疗：生命再生奇迹，无可替代技术［R］.2016，6.

［42］动脉网蛋壳研究院.健康管理版图解密：3年超100起投资，软银、IDG频出手，三大赛道吸金数十亿［R］.2020，5.

［43］武留信.中国健康管理与健康产业发展报告2018［M］.北京：社会科学文献出版社，2018.

［44］亿欧智库.2019互联网＋全科医学与健康管理行业发展白皮书［R］.2019，7.

［45］灼识咨询.中国互联网慢病管理行业蓝皮书［R］.2020，5.

［46］华菁证券.医药流通行业证券研究报告［R］.2020，6.

［47］艾瑞咨询.中国居民购药调研白皮书［R］.2020，5.

［48］易观分析.2020年中国互联网医疗年度分析报告［R］.2020，6.

［49］中金公司.相互保险：分享保险行业成长性机会的切入口［R］.2015，7.

［50］烯财经.2019互联网众筹行业研究报告［R］.2019，2.

［51］互联网金融创新及监管协同创新中心 . 2015 中国公益众筹发展报告［R］. 2016，4.

［52］科技日报 . 我国科技基础条件资源基本摸清家底［N］. 2017，8 (第 7 版).

［53］中国科学报 . 科研仪器共享如何实现双赢［N］. 2017，7 (第 7 版).

［54］邓启明，周曼青，林倩霞 . 海峡两岸医疗卫生交流与合作发展研究［J］. 科技与经济，2018 (1) 71-75.

［55］李非，郭涛，蔡弼凯 . 海峡两岸医疗卫生产业合作探讨［J］. 台湾研究，2011 (2) 32-37.

后记·致谢

本书于我，是在"健康中国－产业领袖"项目中学习的记录，也是与首期班同学交流探讨的实录。医疗健康行业广阔，本书无法将全部细分领域详尽呈现，且由于我个人文笔和经验有限，书中难免存在问题与不足，敬请各位读者批评指正。

感谢清华大学五道口金融学院和清华大学医学院开办了如此优质的课程，感谢顾良飞书记、洪波书记亲自为本书作序，感谢首期班全体同学的鼎力支持和全情参与，感谢每一位读者的支持。本书作者版税收入将全部捐入"白衣战士守护基金"。

感谢动脉网、清科研究中心、前瞻产业研究院、易观分析、中国信息通信研究院、亿欧智库、中金公司、艾瑞咨询等专业机构的调研数据支持。

感谢孙先生、李月东先生、荣毅虹老师对我的培养和指引。感谢于栋老师、赵思琪老师、周祈铭老师、刘勤老师、孙俊杰先生、王晓军先生、刘明胜先生、蔡亚林女士、李婕女士、马静女士、张月女士、王尚融女士对我的鼓励和帮助。

2019 年 9 月我初为人母，经历了孕育生命、难产而又转危为安的过程，让我更加由衷地感谢所有医护人员，也触动了我感恩回馈

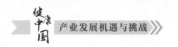

的想法，为医疗行业略尽绵薄之力，聊表敬畏之心。写书的想法萌芽在坐月子期间，写作完成于产假及疫情期间，特别感谢我先生和所有家人的理解和支持，感谢 Tiger 小朋友的欢乐笑容，你们是我最大的动力。

　　蒙恩得出版，心生多感激。自惭菲薄才，不足盼指正。
　　敬畏于生命，医疗为健康。产业蓬勃起，国泰亦民安。

李琛